HIPERTENSÃO ARTERIAL
DIAGNÓSTICO E TRATAMENTO

CB051851

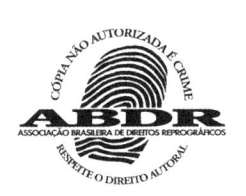

Hipertensão Arterial – Diagnóstico e Tratamento
Robespierre da Costa Ribeiro
Paulo A. Lotufo
Sarvier, 1ª edição, 2005

Projeto Gráfico/Capa
CLR Balieiro Editores

Fotolitos/Impressão/Acabamento
Gráfica Ave-Maria

sarvier

Sarvier Editora de Livros Médicos Ltda.
Rua Dr. Amâncio de Carvalho nº 459
CEP 04012-090   Telefax (11) 5571-3439
E-mail: sarvier@uol.com.br
São Paulo – Brasil

Dados Internacionais de Catalogação na Publicação (CIP)
(Câmara Brasileira do Livro, SP, Brasil)

Ribeiro, Robespierre da Costa
    Hipertensão arterial : diagnóstico e
tratamento / Robespierre da Costa Ribeiro,
Paulo A. Lotufo. - - São Paulo : SARVIER, 2005.

    Bibliografia.
    ISBN 85-7378-150-5

    1. Hipertensão - Obras de divulgação
I. Lotufo, Paulo A. II. Título.

05-2038
                                      CDD-616.13206
                                      NLM-WG 340

Índices para catálogo sistemático:

1. Hipertensão arterial : Tratamento : Obras de
    divulgação : Medicina   616.13206

HIPERTENSÃO ARTERIAL
DIAGNÓSTICO E TRATAMENTO

ROBESPIERRE DA COSTA RIBEIRO

Mestre em Pediatria, Faculdade de Medicina da Universidade
Federal de Minas Gerais (UFMG)

Doutor em Cardiologia, Faculdade de Medicina da
Universidade de São Paulo

Coordenador do Setor de Avaliação Tecnológica da Saúde –
Secretaria de Estado da Saúde – MG

Professor do Curso de Especialização em Saúde da Família:
Residência Multiprofissional – UFMG

PAULO A. LOTUFO

Professor Associado da Faculdade de Medicina da
Universidade de São Paulo

Superintendente do Hospital Universitário
da Universidade de São Paulo

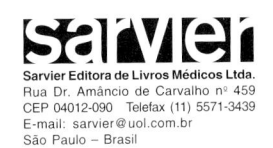

Sarvier Editora de Livros Médicos Ltda.
Rua Dr. Amâncio de Carvalho nº 459
CEP 04012-090   Telefax (11) 5571-3439
E-mail: sarvier@uol.com.br
São Paulo – Brasil

Títulos da série **MEDICINA "CIÊNCIA E ARTE"**

PERIOPERATÓRIO Procedimentos Clínicos
Fábio Santana Machado / Milton de Arruda Martins / Bruno Caramelli

ORIENTAÇÃO NUTRICIONAL Perda de Peso e Saúde Cardiovascular
Euclides Furtado de Albuquerque Cavalcanti / Isabela M. Benseñor

EPIDEMIOLOGIA Abordagem Prática
Isabela M. Benseñor / Paulo A. Lotufo

HIPERTENSÃO ARTERIAL Diagnóstico e Tratamento
Robespierre da Costa Ribeiro / Paulo A. Lotufo

PREFÁCIO

Ao analisarmos as causas de mortalidade no Brasil verificamos que a principal causa são as Doenças Cardiovasculares, representadas principalmente pelo Acidente Vascular Cerebral e pela Doença Arterial Coronária. Para mudarmos este triste quadro de mortalidade, onde falece um brasileiro a cada dois minutos de Doença Cardiovascular, devemos atuar na detecção precoce e tratamento da Hipertensão Arterial porque ela é responsável por cerca de 80% dos casos de Acidente Vascular Cerebral e 60% dos casos Doença Arterial Coronária.

Portanto, para conseguirmos fazer esta mudança devemos realizar todos os esforços para que os conhecimentos a respeito de Hipertensão Arterial estejam acessíveis a todos os profissionais da área da saúde. Neste sentido o livro "Hipertensão Arterial Sistêmica" é de grande valor porque aborda o que realmente é importante na mudança da perspectiva cardiovascular: diagnóstico e tratamento.

"Hipertensão Arterial Sistêmica" se caracteriza por expor, de maneira clara e objetiva, as condutas atuais em Hipertensão Arterial de acordo com os novos conhecimentos adquiridos, baseados em grandes estudos que mudaram as condutas diagnósticas e terapêuticas. Além disso, aborda a relação entre os profissionais que interagem no tratamento da doença num capítulo específico.

Acredito que nós, profissionais da área da saúde, teremos nesta obra de Ribeiro e Lotufo, renomados pesquisadores da área cardiovascular, uma ferramenta excelente de aprendizado de tudo que é importante para reduzirmos a mortalidade no nosso país.

Mãos à obra!

Prof. DECIO MION Jr.
Professor Livre-Docente
Chefe da Unidade de Hipertensão do Hospital das Clínicas da Faculdade de Medicina da Universidade de São Paulo

APRESENTAÇÃO

O alvo mais importante dos programas de atendimento ao adulto e em saúde pública é a redução da mortalidade e a incidência da doença cerebrovascular, e ainda a primeira causa de morte no país, principalmente pelo forte impacto entre as mulheres brasileiras. A doença cerebrovascular apresenta uma distribuição social extremamente perversa, atingindo a parcela mais pobre da população.

Dentre os fatores de risco conhecidos para a doença cerebrovascular, destaca-se a hipertensão arterial, que também se associa a risco maior de doença coronária, insuficiência cardíaca e insuficiência renal. No entanto, para que a ação preventiva cardiovascular seja efetiva, é necessário que o diagnóstico e o controle da hipertensão arterial sejam considerados como atividade de prioridade elevada em todos os níveis de atenção, principalmente na atenção primária.

O ideal é a criação em cada região de níveis de atendimento ao hipertenso: desde as ações coletivas, como, por exemplo, a redução de peso nos jovens por meio da regulação das dietas das cantinas escolares até a realização de angioplastia da artéria renal, passando pelo acompanhamento cotidiano do hipertenso no Programa Saúde de Família e nas Unidades Básicas de Saúde.

O objetivo deste livro é municiar médicos, enfermeiros, nutricionistas, assistentes sociais, farmacêuticos, agentes comunitários de saúde para o controle da pressão arterial nos programas de atenção básica dentro e fora do Programa Saúde da Família. Ele deve ser lido e consultado dentro do contexto do atendimento global ao portador de hipertensão arterial sempre dentro da compreensão que a literatura científica é mutável, e algumas indicações e dosagens podem mudar em breve espaço de tempo.

A apresentação em forma de manual implica conceitos e informações mais aprofundadas em outras produções bibliográficas. Aspectos clínicos da hipertensão e doença cardiovascular poderão ser consultados em "Semiologia Clínica" de Benseñor, Atta e Martins da Editora Sarvier. Conceitos de epidemiologia poderão ser vistos com mais profundidade em "Epidemiologia: Uma Abordagem Prática" de Benseñor e Lotufo. Aspectos de prescrição dietética para a redução de risco cardiovascular poderão ser mais bem compreendidos em "Orientação Nutricional" de Cavalcanti e Benseñor. Estas duas últimas obras são componentes da mesma série "Medicina: Ciência e Arte" da qual este livro faz parte.

Convidamos, então, os leitores que, ao participarem dos programas de controle de hipertensão arterial com o auxílio deste livro, indiquem aos autores sugestões, críticas e correções que serão de grande valia para melhorar a qualidade das ações de saúde coletiva na atenção cardiovascular.

PAULO A. LOTUFO

CONTEÚDO

Introdução xi

    Graus de recomendação xii

Abreviaturas xiii

Estudos científicos xv

HIPERTENSÃO ARTERIAL SISTÊMICA

1. O QUE É 3

2. CLASSIFICAÇÃO 4

3. EPIDEMIOLOGIA 7

4. DIAGNÓSTICO 15
    Objetivos 15
    História clínica 15
    Exame físico 16
    Exames subsidiários 17
    Hipertensão secundária 19

5. TERAPÊUTICA 20

    Estratégia baseada no risco global 20
        Estratificação por níveis de fatores de risco cardiovascular, lesões em órgãos-alvo e condições clínicas associadas 20
        Tratamento não-medicamentoso, baseado na intervenção nos fatores de risco cardiovasculares – Modificações dos hábitos de vida (Tratamento preventivo – prevenção primária e secundária) 24

    Tratamento medicamentoso 33
        Introdução e estratégias de conduta 33
        Medicamentos 39

Populações e situações especiais 61

    Negros e mulatos 61

    Crianças e adolescentes 65

    Contraceptivos orais 66

    Hipertensão na gravidez 66

    Obesidade 68

    Hipertensão no idoso 69

Hipertensos com doenças cardiovasculares coexistentes 71

    Hipertensos com doença cerebrovascular 71

    Hipertensos com doença coronariana 71

    Hipertensos com hipertrofia do ventrículo esquerdo 72

    Hipertensos com insuficiência cardíaca 73

Hipertensos com outras doenças coexistentes 74

    Pacientes com doença renal parenquimatosa 74

    Pacientes com doença renovascular 75

    Pacientes com *diabetes mellitus* 77

Hipertensão resistente 82

Hipertensão secundária 84

Conclusão – Sumário da terapêutica 85

Medicamentos para uso em adulto 86

Medicamentos para uso em crianças e adolescentes............... 90

6. ABORDAGEM INTERDISCIPLINAR 91

Introdução 91

Equipe multiprofissional 91

Ações comuns à equipe multiprofissional 92

Ações específicas individuais 92

Ações em grupo 95

Atividades que devem contar com a participação da equipe
multiprofissional 96

REFERÊNCIAS BIBLIOGRÁFICAS 99

ANEXOS 107

    Anexo 1 – Tabela de valores normais de pressão arterial para crianças
         e adolescentes 109

    Anexo 2 – Técnica da medida indireta da pressão arterial 110

    Anexo 3 – Medicamentos anti-hipertensivos e tempo de ação 117

INTRODUÇÃO

O raciocínio médico pode ser realizado pelo método hipotético-dedutivo, probabilístico ou determinístico. Enquanto o método hipotético-dedutivo é o raciocínio tradicionalmente utilizado nas enfermarias e ambulatórios, hoje procura-se difundir o método determinístico nas salas de emergência. O raciocínio determinístico (*Gestalt*) é definido como a aplicação de regras predeterminadas no processo diagnóstico, expresso por meio de fluxogramas e algoritmos. Essa forma de raciocínio na tomada de decisões em emergência é bastante útil, pois reduz o tempo de decisão.

Observa-se hoje uma grande quantidade de protocolos, diretrizes, *guidelines* e consensos publicados por sociedades médicas, órgãos governamentais, hospitais e seguradoras. O impacto na prática clínica diária do uso desses documentos é ainda pequeno. Uma das principais causas da baixa adesão é o fato de a grande maioria dos médicos não ter participado da discussão para criação desses protocolos; daí, muitas vezes, a resistência em aplicá-los. Portanto, elaborar protocolos no local de trabalho é o primeiro passo crítico para a adesão ao processo, respeitando as características de cada instituição, serviço e do seu corpo clínico.

Assim, a atuação médica realizada com auxílio de um protocolo, desde que cientificamente embasado e metodologicamente válido, tem-se mostrado de grande valor para a tomada de decisão. A liberdade e a criatividade do médico não estão cerceadas com a adoção de protocolos, que podem ser reformulados a qualquer momento pelo corpo clínico que o construiu. O protocolo nos permite padronizar a assistência, auditar os resultados, otimizar o custo do atendimento e, eventualmente, servir na defesa do profissional.

O que deve ser considerado um problema no atendimento é a utilização de uma prática empírica e com grande variabilidade da qualidade assistencial, que ocorre devido à heterogeneidade da formação e treinamento dos médicos. Um bom protocolo pode auxiliar na redução dessa variabilidade na qualidade de atendimento ao paciente.

Portanto, sistematizações das condutas médicas (protocolos assistenciais), sejam elas diagnósticas ou terapêuticas, quando aplicadas de maneira lógica e coerente, em casos previamente definidos, resultam em um poderoso e eficiente instrumento de otimização da qualidade e da relação custo/benefício. Informações oriundas das mais recentes diretrizes, emanadas de diversas sociedades de especialidades e instituições de saúde pública, em nível nacional e internacional, encontram-se reunidas no texto deste livro. Ainda que o seu público-alvo seja o profissional da atenção primária, na assistência à saúde da família, no âmbito do Sistema Único de Saúde (SUS), com suas peculiaridades próprias, e carência de recursos, preferimos abarcar o conhecimento atual sobre a conduta na hipertensão arterial com o máximo de informação possível, independentemente das limitações do sistema público às várias opções de conduta oferecidas na atualidade.

Muitas vezes, ao lado da recomendação de tratamento, está colocada entre parênteses uma letra que varia de A a E. Essas letras correpondem ao grau de recomendação baseado em evidências de literatura. Neste livro utilizamos os graus de recomendação de acordo com os critérios da Sociedade Brasileira de Cardiologia.

GRAUS DE RECOMENDAÇÃO

Grau A: grandes ensaios clínicos aleatorizados e metanálises.

Grau B: estudos clínicos e observacionais bem desenhados.

Grau C: relatos e série de casos.

Grau D: publicações baseadas em consensos e opiniões de especialistas.

ABREVIATURAS

AVC: Acidente vascular cerebral

IAM: Infarto agudo do miocárdio

HAS: Hipertensão arterial sistêmica

IECA: Inibidor da enzima conversora da angiotensina

ARA: Antagonista do receptor de angiotensina

BB: Betabloqueador

BCC: Bloqueador de canal de cálcio

JNC 6: The Sixth Report of the Joint National Committee on Prevention, Detection, Evaluation, and Treatment of High Blood Pressure

JNC 7: The Seventh Report of the Joint National Committee on Prevention, Detection, Evaluation, and Treatment of High Blood Pressure

SBC: Sociedade Brasileira de Cardiologia

ESTUDOS CIENTÍFICOS

AASK African American Study of Kidney Disease and Hypertension

ACC/AHA American College of Cardiology/American Heart Association

AIRE Acute Infarction Ramipril Efficacy

ALLHAT Antihypertensive and Lipid-Lowering Treatment To Prevent Heart Attack Trial

ANBP2 Second Australian National Blood Pressure Study

BHAT β-Blocker Heart Attack Trial

CIBIS Cardiac Insufficiency Bisoprolol Study

CONVINCE Controlled Onset Verapamil Investigation of Cardiovascular End Points

COPERNICUS Carvedilol Prospective Randomized Cumulative Survival Study

EPHESUS Eplerenone Post-Acute Myocardial Infarction Heart Failure Efficacy and Survival Study

HOPE Heart Outcomes Prevention Evaluation Study

HOT Hypertension Optmizing Treatament

IDNT Irbesartan Diabetic Nephropathy Trial

LIFE Losartan Intervention For Endpoint Reduction in Hypertension Study

MERIT-HF Metoprolol CR/XL Randomized Intervention Trial in Congestive Heart Failure

NKF-ADA National Kidney Foundation-American Diabetes Association

PROGRESS Perindopril Protection Against Recurrent Stroke Study

RALES Randomized Aldactone Evaluation Study

REIN Ramipril Efficacy in Nephropathy Study

RENAAL Reduction of Endpoints in Non Insulin Dependent Diabetes Mellitus With the Angiotensin II Antagonist Losartan Study

SAVE Survival and Ventricular Enlargement Study

SOLVD Studies of Left Ventricular Dysfunction

TRACE Trandolapril Cardiac Evaluation Study

UKPDS United Kingdom Prospective Diabetes Study

ValHEFT Valsartan Heart Failure Trial

HIPERTENSÃO ARTERIAL SISTÊMICA

· O que é · Classificação · Epidemiologia · Diagnóstico
· Terapêutica · Abordagem Interdisciplinar

1. O QUE É

A hipertensão arterial consiste em uma situação definida pela persistência de níveis de pressão arterial acima de valores que a longo prazo aumentam o risco de doença e morte. Baseando-se em estudos epidemiológicos, define-se a hipertensão arterial como o encontro de uma pressão arterial sistólica (PAS) maior ou igual a 140mmHg, pressão arterial diastólica (PAD) maior ou igual a 90mmHg.

Por ser um fator de risco, a hipertensão arterial não causa sintomas. No entanto, as repercussões clínicas da hipertensão arterial com lesão dos sistemas cardiocirculatório e renovascular podem levar ao aparecimento de sintomas e sinais.

2. CLASSIFICAÇÃO

A hipertensão arterial (HAS) é classificada pelas Diretrizes Brasileiras[1] de acordo com os níveis pressóricos encontrados no paciente.

Adultos (acima de 18 anos)[1]

- Limite superior da normalidade: 130/85mmHg.
- Pressão normal alta ou limítrofe: 130/85 a 140/90mmHg.
- Hipertensão arterial: > 140/90mmHg.

CLASSIFICAÇAO DA PRESSÃO ARTERIAL EM ADULTOS
> 18 anos de idade[1,3]

PAD (mmHg)		PAS (mmHg)	Classificação
< 80	e/ou	< 120	Ótima
< 85	e/ou	< 130	Normal
85-89	e/ou	130-139	Limítrofe
Hipertensão arterial sistêmica			
90-99	e/ou	140-159	Estágio 1 (leve)
100-109	e/ou	160-179	Estágio 2 (moderada)
$\geq$ 110	e/ou	$\geq$ 180	Estágio 3 (grave)
< 90	e/ou	> 140	Sistólica isolada

OBS: Caso o nível da PA diastólica ou sistólica se situe entre categorias diferentes, deve ser considerada como pertencente à categoria superior.

Recentemente, o JNC 7 (*The Seventh Report of the Joint National Committee on Prevention, Detection, Evaluation, and Treatment of High Blood Pressure*), elaborado pelo Instituto Nacional do Coração, Pulmão e Sangue / Instituto Nacional de Saúde dos EUA[2], propõe uma nova classificação para adultos:

- Limite superior da normalidade: 120/80mmHg.
- Pré-hipertensão: 120/80 a 139/89mmHg.
- Hipertensão arterial: > 140/90mmHg.

A pré-hipertensão não é uma categoria de doença, e sim, a designação de um grupo de indivíduos em risco elevado de desenvolver hipertensão arterial. Portanto, o objetivo é a identificação precoce destas pessoas de forma que elas possam adotar estilos de vida mais saudáveis e prevenir o surgimento da hipertensão, ou seja, usar uma intervenção não-medicamentosa preventiva nestes pacientes de alto risco. Estudos têm demonstrado que pacientes com pré-hipertensão apresentam duas vezes mais riscos de desenvolver hipertensão arterial em comparação aos indivíduos com valores de pressão arterial considerados normal ou inferiores a este ponto de corte.

Indivíduos diabéticos ou portadores de doença renal, e com pré-hipertensão, devem receber terapia medicamentosa assim que a tentativa de tratamento apenas com modificação do estilo de vida falhar em reduzir a pressão arterial até 130/80mmHg ou menos[2].

A nova classificação da hipertensão arterial do JNC 7[2] não estratifica os hipertensos quanto à presença ou à ausência de fatores de risco ou lesão em órgão-alvo, de forma a orientar o tipo de tratamento, mas recomenda o tratamento medicamentoso para todos os indivíduos considerados hipertensos (estágios 1 e 2).

CLASSIFICAÇÃO DA PRESSÃO ARTERIAL EM ADULTOS
> 18 anos de idade[2]

PAD (mmHg)		PAS (mmHg)	Classificação
< 80	e/ou	< 120	Normal
80-89	e/ou	120-139	Pré-hipertensão
Hipertensão arterial sistêmica			
90-99	e/ou	140-159	Estágio 1
≥ 100	e/ou	≥ 160	Estágio 2

Crianças e adolescentes

Em crianças e adolescentes, os pontos de corte dos níveis pressóricos são mais complexos, pois levam em consideração a idade, o gênero e a estatura do indivíduo[1,3].

As referências de valores considerados normais e acima destes derivam dos relatórios norte-americanos denominados *US Preventive Services Task Force*, sob os auspícios do *National Heart, Lung, and Blood Institute* (Instituto Nacional do Coração, Pulmão e Sangue) e da Academia Americana de Pediatria, tendo sido baseados em metanálises de oito estudos americanos (Muscatine, Carolina do Sul, Houston, Bogalusa, NHANES, Dallas, Pittsburgh, Providence) e um estudo inglês (Brompton), atualizados posteriormente por Rosner e cols. (com acréscimo dos dados do Estudo de Minnesota), determinando, assim, os pontos de corte para a pressão arterial de acordo com a idade e o gênero, para cada faixa ou intervalo (igual a cinco) de percentil de estatura[4].

- Pressão arterial "normal alta" (limítrofe): pressão arterial sistólica ou pressão arterial diastólica entre os percentis 90 e 95 da população de referência.
- Hipertensão arterial significativa: pressão arterial sistólica ou pressão arterial diastólica acima do percentil 95 da população de referência.
- Hipertensão grave: pressão arterial sistólica ou pressão arterial diastólica acima do percentil 99 da população de referência, ou cerca de 10mmHg acima do percentil 95.

3. EPIDEMIOLOGIA

PREVALÊNCIA

Como entidade isolada, a hipertensão arterial constitui-se no fator de risco para doença cardiovascular mais freqüente no adulto em todo o mundo industrializado e na maioria dos países em desenvolvimento, e como motivo de consulta, é superada apenas pelo conjunto das doenças do aparelho locomotor[5,6]. Estima-se um número total de portadores de hipertensão arterial em torno de 1 bilhão de indivíduos[7].

A prevalência de hipertensão aumenta com o avançar da idade chegando a um ponto em que mais da metade dos indivíduos entre 60 e 69 anos de idade e cerca de três quartos daqueles com mais de 70 anos serão hipertensos[7]. A taxa de progressão para hipertensão arterial em quatro anos é de 50% para os indivíduos ≥ 65 anos de idade com níveis pressóricos entre 130 e 139/85 e 89mmHg, e de 26% para aqueles entre 120 e 129/80 e 84mmHg. A pressão sistólica continua a se elevar ao longo da vida, em contraste com a diastólica que se eleva até em torno de 50 anos de idade, com tendência à redução durante a próxima década, manutenção dos níveis ou queda posterior. A hipertensão arterial diastólica predomina antes dos 50 anos de idade, tanto isolada como em combinação com a elevação do componente sistólico[1,3]. Dados recentes oriundos do *Framingham Heart Study* (Estudo de Framingham) sugerem que indivíduos que chegam até a idade de 55 anos, ainda com níveis normais de pressão arterial, possuem um risco de 90% para o desenvolvimento de hipertensão arterial a partir dessa idade[2].

No Brasil existe uma heterogeneidade dos diversos estudos, devido a critérios diversificados para o diagnóstico de hipertensão arterial – uma só medida da pressão (aumentando o número de falsos positivos), limites inferiores e superiores de idade diferentes e amostras não representativas, base amostral não explicada, e, conseqüentemente, uma representatividade nacional questionável. A maioria dos estudos foi realizada na Região Sudeste. Lessa[5] revisou 51 estudos brasileiros, sobre prevalência de hipertensão arterial em adultos, crianças e adolescentes. Apesar dessas considerações, podemos estimar que a hipertensão arterial sistêmica apresenta uma prevalência entre a população adulta brasileira (≥ 20 anos de idade) em torno de 20% a 30%, apresentando uma forte relação com 80% dos casos de doença cerebrovascular e 60% dos casos de doença coronariana[5,8]. Os valores de prevalência da hipertensão arterial descritos nos estudos epidemiológicos brasileiros, conduzidos em crianças e adolescentes, dependem mais das diferenças metodológicas e valores de referência de normalidade da pressão arterial, do que das diferenças reais de prevalência entre as populações e amostras estudadas. Em Belo Horizonte, Oliveira[9] e Ribeiro[10] realizaram dois inquéritos epidemiológicos conduzidos em escolares de 6 a 18 anos de idade, encontrando uma prevalência de níveis pressóricos acima do normal (> percentil 90) em torno de 9% e 12% respectivamente, valores próximos aos encontrados em estudo com delineamento semelhante realizado no Rio Grande do Sul[11].

Níveis elevados de pressão arterial são mais freqüentes entre adultos e crianças da raça negra, com uma razão de prevalência negros/brancos entre 1,5 e 1,7 em estudos brasileiros, exceto no estudo realizado na cidade de Araraquara – SP que não mostrou diferenças associadas à raça. Essa diferença tem sido atribuída a diversos fatores como menor excreção renal de sódio e potássio, menor supressão da atividade da renina plasmática quando da exposição à sobrecarga de sódio e a níveis mais elevados de insulina com valores de glicemia de jejum mais baixos[5,6,12,13,14].

MORBIDADE

O componente diastólico da pressão arterial constitui um fator de risco cardiovascular mais importante antes da idade de 50 anos, enquanto, após esta idade, o componente sistólico torna-se mais importante[1,3]. Porém, para efeitos práticos, ambos os valores são da mesma importância e motivo de preocupação quando aumentados isoladamente.

A relação entre a pressão arterial e o risco de eventos cardiovasculares é contínua, graduada, consistente e independente de outros fatores de risco. Quanto maior o valor da pressão arterial, maior é a chance de um infarto agudo do miocárdio, insuficiência cardíaca, acidente vascular cerebral e doença renal. O nível e a duração da hipertensão e a presença ou ausência de fatores de risco cardiovascular vão determinar a evolução do paciente em relação a esses eventos. Indivíduos entre 40 e 70 anos de idade, a cada incremento de 20mmHg no componente sistólico da pressão arterial ou 10mmHg no diastólico, apresentam um risco duas vezes maior de doença cardiovascular ao longo do espectro de valores de pressão a partir de 115/75mmHg até 185/115mmHg[2].

Os resultados do *Framingham Heart Study* (Estudo de Framingham) sugerem que níveis de pressão arterial entre 130 e 139 e/ou 85 e 89mmHg encontram-se associados com um aumento duas vezes maior de desenvolvimento de doença cardiovascular, comparado ao risco em níveis pressóricos abaixo de 120/80mmHg. Também o estudo INTERHEART demonstrou que níveis elevados de pressão arterial determinam risco duas vezes maior de infarto do miocárdio, sendo responsáveis por cerca de 20% desses eventos[15].

A pressão arterial aumentada acelera o desenvolvimento de coronariopatia, e contribui de forma significativa para a patogênese do acidente vascular cerebral, insuficiência cardíaca congestiva e insuficiência renal. Entre os fatores de risco cardiovasculares, a hipertensão arterial tem sido identificada como um dos mais potentes preditores de doença cardiovascular[16]. A pressão arterial sistólica constitui um preditor mais potente de eventos cardiovasculares do que a pressão arterial diastólica[17], porém, para efeitos de conduta, qualquer valor elevado isoladamente deverá ser avaliado de forma similar.

No Brasil, o infarto agudo do miocárdio, a morte súbita, o acidente vascular cerebral, o edema agudo de pulmão e a insuficiência renal, que são as principais complicações da hipertensão arterial, constituem-se na primeira causa de morte, desde a década de 60, quando se estabelece em nosso país a transição epidemiológica, com forte predomínio das doenças cardiovasculares sobre as infectoparasitárias no perfil de morbimortalidade[18]. Ainda no Brasil, a doença isquêmica do coração, a angina, o infarto agudo do miocárdio e as doenças cerebrovasculares foram responsáveis pelos maiores valores de anos de vida perdidos por morte prematura e/ou de anos de vida com incapacitação (9,6 anos por pessoa na população geral[19]).

A pressão arterial elevada acelera o desenvolvimento de doença isquêmica do coração e contribui significativamente para a patogênese do acidente vascular cerebral, insuficiência cardíaca e insuficiência renal. Entre os fatores de risco clássicos, a hipertensão arterial tem sido identificada como um dos mais importantes para as doenças cardiovasculares[16]. A pressão arterial (sistólica e diastólica) apresenta uma associação positiva, contínua e graduada com o risco de cardiopatia isquêmica (morte ou infarto do miocárdio não-fatal).

Em uma amostra de 1.088 adultos em Porto Alegre (Rio Grande do Sul), Gus e cols.[20] encontraram uma associação significativa entre o excesso de peso (IMC $\geq$ 27kg/m^2) com a presença de hipertensão em homens (razão de chances [RC] = 1,90; intervalo de confiança a 95% [IC 95%]: 1,0 a 3,2) e também em mulheres (RC = 2,20; IC 95%: 1,3 a 3,8), e entre a medida de cintura (RC = 2,30; IC 95%: 1,3 a 4,1) e a razão cintura-quadril (RC = 2,20; IC 95%: 1,1 a 3,6) com a de hipertensão apenas em mulheres.

Os resultados do estudo *Multiple Risk Intervention Trial* (MRFIT), realizado durante o período de 1973 a 1975 (com média de acompanhamento de 11,6 anos), com a participação de 361.662 homens com idades de 35-57 anos, demonstraram que, em relação aos indivíduos com pressão arterial sistólica (PAS) abaixo de 110mmHg, os indivíduos com PAS de 130 a 139mmHg, de 140 a 149mmHg, de 150 a 159mmHg, de 160 a 169mmHg, de 170 a 179mmHg, e $\geq$ 180mmHg, apresentaram um risco, respectivamente, 2,8, 4,2, 6,5, 7,4, 12,1 e 20,0 vezes maior de apresentarem um evento de acidente vascular cerebral. E reduções pequenas, em torno de 5-6mmHg na pressão arterial diastólica (PAD) e de 10 a 12mmHg na PAS, foram associadas à diminuição de 38% no risco de acidente vascular cerebral e 16% no risco de doença coronariana[21].

Níveis de pressão arterial e risco de doença cardiovascular isquêmica (risco relativo – RR)*

Acidente vascular cerebral (AVC)				Doença isquêmica coronariana (DIC)			
PAS (mmHg)	RR (comparado à PAS < 110)	PAD (mmHg)	RR (comparado à PAD < 76)	PAS (mmHg)	RR (comparado à PAS < 120)	PAD (mmHg)	RR (comparado à PAD < 76)
130 a 139	> 2,8	105	10,0	140 a 149	2,4	105	5
140 a 149	> 4,2			150 a 159	3,1		
150 a 159	> 6,5						
160 a 169	> 7,4						
170 a 179	> 12,1						
≥ 180	> 20						

* MRFIT[22].

Ensaios clínicos envolvendo hipertensos em estágio 1 ou 2 demonstraram que reduzindo a pressão sistólica em 10 a 12mmHg e a diastólica em 5 a 6mmHg, alcança-se uma redução no risco de acidente vascular cerebral em 40%, o risco de coronariopatia em 16% e o risco de morte por qualquer causa cardiovascular em 20%. E quanto maior o nível da pressão arterial e o número de fatores de risco, maior será a redução no risco absoluto, e menor o número necessário para tratar[23].

Redução da pressão arterial e redução do risco de doença cardiovascular isquêmica (redução risco relativo – RRR)*

Acidente vascular cerebral		Doença isquêmica coronariana		Insuficiência renal	
↓ PA (mmHg)	↓ Risco (RRR)	↓ PA (mmHg)	↓ Risco (RRR)	↓ PA (mmHg)	↓ Risco (RRR)
↓ PAS = 10 a 12 e/ou ↓ PAD = 5 a 6	38%	↓ PAS = 10 a 12 e/ou ↓ PAD = 5 a 6	16%	↓ PAD = 5	25%

* MRFIT[22].

Uma redução, ainda que modesta, dos níveis de pressão arterial em nível populacional determina uma diminuição substancial da morbimortalidade na populaçao e, pelo menos, um retardamento na elevação dos níveis pressóricos acima do ponto de corte para o diagnóstico de hipertensão. Estima-se que uma redução de 5mmHg na pressão arterial sistólica da população determinaria uma redução de 9% na mortalidade por doença coronariana e de 7% na mortalidade por todas as causas[1,3].

Número necessário para tratar (NNT)

Nos casos de hipertensão estágio 1 (PAS = 140-159mmHg e/ou PAD = 90-99mmHg) associada a fatores de risco adicionais, para atingir uma redução de 12mmHg na pressão arterial sistólica e manter esta redução por ≥ 10 anos, será necessário tratar 11 pacientes por 10 anos para prevenir um óbito, e apenas 9 pacientes caso estejam também presentes outras doenças associadas ou lesões em órgãos-alvo[1,3].

Efeitos de outros fatores no risco de doença cardiovascular

Idade: entre 45 e 74 anos, o risco de acidente vascular cerebral e de doença isquêmica coronariana aumenta em três a quatro vezes a cada década de vida.

Gênero: entre 34 e 74 anos de idade, o risco de óbito por doença isquêmica coronariana é 30% maior entre os homens em relação às mulheres. Já após 75 anos, o risco de óbito por doença isquêmica entre os homens e as mulheres é o mesmo.

Nível socioeconômico: nos Estados Unidos, quem ganha menos de US$18.500,00 ao ano, apresenta um risco de óbito por doença isquêmica 40% maior do que quem ganha mais de US$32.000,00.

Etnia: entre os indivíduos da raça negra, a hipertensão é mais grave e a ocorrência de doença renal em estágio final muito mais freqüente.

Tabagismo: quem fuma apresenta um risco duas vezes maior (RR = 2,1; IC 95%: 1,9 a 2,3) de apresentar um infarto do miocárdio em relação a quem não fuma, e o tabagismo é responsável por mais de um terço dos casos de infarto do miocárdio (risco atribuível populacional: 36%; IC 95%: 33 a 39) no mundo[15]. Entre os fumantes, o risco de morte por doença cardiovascular em paciente masculino, com idade superior a 65 anos, é duas vezes maior do que em um indivíduo em condições semelhantes, mas não-fumante.

Álcool: o consumo regular diário de quantidade moderada reduz o risco de doença isquêmica em 40%.

Obesidade: um índice de massa corpórea (IMC) entre 24 e 29kg/m^2 eleva em 70% o risco de doença isquêmica coronariana. O risco de doença isquêmica em indivíduos com IMC entre 29 e 33kg/m^2 é três vezes maior do que o risco em indivíduos com IMC < 29kg/m^2. A obesidade centrípeta determina um risco de infarto do miocárdio 1,6 vez maior (RC = 1,6; IC 95%: 1,5 a 1,8), sendo responsável por um quinto dos casos de infarto no mundo (risco atribuível populacional: 20%; IC 95%: 15 a 26)[15].

Atividade física: prática de atividade física regular, com duração de 20 minutos, de intensidade leve a moderada, reduz em 30% o risco de óbito por doença isquêmica coronariana, em relação a indivíduos sedentários.

Lípides: a dislipidemia determina um risco 3,3 vezes maior (RR = 3,3; IC 95%: 2,8 a 3,8) de infarto, sendo responsável por praticamente metade dos casos de infarto no mundo (risco atribuível populacional: 49%; IC 95%: 44

a 55)[15]. Um aumento de 1,2mg/dl nos níveis de HDL-colesterol (*high density lipoprotein* – HDL) determina uma redução de 3% no risco de doença isquêmica coronariana. E uma redução de 23,2mg/dl nos níveis de colesterol total determina uma redução de 54% aos 40 anos e de 20% aos 70 anos de idade, respectivamente, no risco de doença isquêmica coronariana.

Fibrinogênio: indivíduos com níveis de fibrinogênio situados no tercil superior da distribuição apresentam um risco de doença isquêmica coronariana duas vezes maior do que aqueles com níveis no tercil inferior.

Diabetes, hiperinsulinemia e hiperglicemia: entre os diabéticos, o risco de óbito por acidente vascular cerebral e doença isquêmica coronariana é três vezes maior que entre os não-diabéticos. O estudo INTERHEART encontrou entre os diabéticos um risco 2,4 vezes maior de infarto agudo do miocárdio (RR = 2,4; IC 95%: 2,1 a 2,7), sendo responsável por apenas 10% dos casos de infarto (risco atribuível populacional: 10%; IC 95%: 9 a 12) no mundo[15]. O risco de doença isquêmica coronariana em não-diabéticos apresenta uma associação direta e contínua com os níveis de glicose e insulina.

Doença renal: em diabéticos sem insuficiência renal, com albuminúria, o risco de um evento isquêmico é três vezes maior do que em um paciente em condições semelhantes, mas sem albuminúria.

Doença cardiovascular preexistente: o encontro de doença cardiovascular preexistente em um paciente hipertenso constitui-se em um importante preditor de risco futuro de eventos.

Doença cardiovascular preexistente e risco de eventos futuros

Doença preexistente	Evento em risco	Valor do risco a cada ano
ICC	Óbito	10%
AVC	AVC	3 a 5%
IAM ou angina instável	DIC	4%

ICC = Insuficiência cardíaca congestiva.
AVC = Acidente vascular cerebral.
IAM = infarto agudo do miocárdio.

MORTALIDADE

O estudo *Multiple Risck Intervention Trial* (MRFIT) demonstrou relações significativas entre as pressões sistólica e diastólica com o risco de mortalidade por coronariopatia, sendo que o risco atribuído à pressão arterial sistólica foi maior do que à pressão arterial diastólica[22,24]. Neste estudo foi encontrada uma correlação forte e contínua tanto da pressão arterial sistólica (PAS) quanto da pressão arterial diastólica (PAD) em relação ao risco de morte.

A menor taxa de óbitos encontrava-se nos indivíduos com PAS abaixo de 120mmHg. Dos óbitos por doença coronariana, 49% apresentavam PAS acima dos valores considerados ideais e, dentre estes óbitos, mais de 20% apresentavam PAS entre 130 e 139mmHg e 40% apresentavam PAS entre 140 e 159mmHg, apresentando taxas de óbitos, respectivamente, 2,4 e 3,1 vezes maior que os indivíduos com PAS menor que 120mmHg. Em torno de 24% dos óbitos por doença coronariana apresentavam PAS ≥ 160mmHg. O risco de morte por doença coronariana apresentou melhor correlação com a PAS do que com a PAD, e nos pacientes com níveis mais elevados, tanto de PAS quanto de PAD, a taxa de óbitos devido à doença coronariana foi cinco vezes maior que para aqueles com PAS abaixo de 120mmHg e PAD abaixo de 80mmHg. Nos indivíduos com PAS 20mmHg mais elevada do que o ponto de corte para hipertensão, o risco de óbito devido a acidente vascular cerebral em 11,6 anos aumentou 1,91 vez, e naqueles com aumento de 40mmHg em relação ao ponto de corte para hipertensão, este risco aumentou 3,7 vezes. Com relação à PAD, um aumento de 10mmHg e um de 20mmHg elevaram o risco em 1,7 e 2,8 vezes, respectivamente[21].

Para cada aumento de 20mmHg na pressão arterial sistólica e de 10mmHg na pressão arterial diastólica, a probabilidade de óbito dobrou, tanto para doença isquêmica coronariana como por acidente vascular cerebral. Estima-se que 7,1 milhões de óbitos ao ano possam ser atribuídos à hipertensão arterial[7].

De acordo com o estudo *Global Burden of Diseases* (Carga Global das Doenças), que realizou projeções globais sobre as 15 causas mais freqüentes de morte e anos de vida associados à incapacidade para o ano 2020, a cardiopatia isquêmica e a doença cerebrovascular, importantes complicações da hipertensão arterial, que ocupavam o primeiro e segundo lugar como causa de morte em 1990, permanecerão nesta posição em 2020; e da posição de quinta e sexta causa de anos de vida associados à incapacidade em 1990, ascenderão para a primeira e quarta causa em 2020[25].

Nos países da América do Norte e Europa Ocidental, a doença isquêmica coronariana é responsável por metade de todos os óbitos, e na América Latina, por um terço de todos os óbitos. Dentro das doenças cardiovasculares, as mortes causadas pelas doenças isquêmicas são responsáveis por um terço do total[26]. Como a maior parte das outras populações do mundo, o povo brasileiro tem, nas doenças cardiovasculares, a principal causa de morte. No nordeste e norte do Brasil, o acidente vascular cerebral constitui-se na causa de morte mais importante entre as doenças cardiovasculares, enquanto nas regiões mais afluentes, como nas regiões sul e sudeste, a mortalidade por doenças isquêmicas do coração é mais elevada do que pelo acidente vascular cerebral[27].

Chor e cols. realizaram estudo sobre os coeficientes de mortalidade por infarto agudo do miocárdio e doenças cerebrovasculares, em oito capitais brasileiras, no período de 1980 a 1988. Verificou-se que em torno de 50% dos óbitos masculinos por doença isquêmica coronariana ocorreram no grupo etário menor que 65 anos de idade, sendo que, em outros países, esta proporção situou-se em torno de 25%; além disso, o risco de morrer por infarto agudo do miocárdio entre os homens, na faixa de 35 a 44 anos, foi três vezes maior do que nos americanos do sexo masculino da mesma faixa de idade. Assim, as enfermidades cardiovasculares não constituem, no Brasil, causa de óbito importante apenas nos grupos de maior faixa etária.

Pelo seu caráter crônico e incapacitante, as doenças cardiovasculares são responsáveis por freqüentes seqüelas, determinando, assim, 40% das aposentadorias precoces, registradas no Instituto Nacional de Seguridade Social – INSS. As doenças cardiovasculares já foram responsáveis por 14% do total de internações de indivíduos entre 30 e 60 anos de idade, consumindo 25% dos recursos financeiros destinados à saúde no país. A hipertensão arterial, juntamente com o *diabetes mellitus*, constituem-se nos principais fatores de risco populacional para as doenças cardiovasculares, pela sua elevada prevalência[8,28-30].

4. DIAGNÓSTICO

OBJETIVOS

A avaliação clínica e laboratorial do indivíduo hipertenso deve atingir quatro objetivos[1,2,3,18]:

1. Confirmar o estado "crônico" de elevação da pressão arterial e determinar o seu nível.
2. Verificar sintomas e indícios que sugiram causas de hipertensão, e excluir ou identificar causas secundárias de hipertensão arterial.

   Indícios de hipertensão secundária[1,18]:
   - Início da hipertensão antes dos 30 anos ou após os 50 anos de idade, sem história familiar de hipertensão.
   - Hipertensão arterial grave (estágio 3) e/ou resistente à terapia.
   - Tríade diagnóstica do feocromocitoma: palpitações, sudorese e cefaléia em crises.
   - Uso de fármacos que possam elevar a pressão arterial.
   - Fácies ou biótipo de doença que cursa com hipertensão: doença renal, hipertireoidismo, acromegalia, síndrome de Cushing.
   - Presença de massas ou sopros abdominais.
   - Assimetria de pulsos femorais.
   - Aumento da creatinina sérica.
   - Hipopotassemia espontânea (< 3,0mEq/l).
   - Exame de urina alterado (proteinúria ou hematúria).
3. Avaliar a presença ou ausência de lesão em órgão-alvo e doença cardiovascular, a extensão da doença e a resposta ao tratamento.
4. Pesquisar o estilo de vida, outros fatores de risco e condições clínicas que possam influenciar o prognóstico e o tratamento.

HISTÓRIA CLÍNICA

A história clínica deve incluir[1,3,18,31]:
- Identificação: sexo, idade, raça e condição socioeconômica.

- Duração conhecida da hipertensão e níveis prévios de pressão arterial incluindo conhecer os resultados obtidos e efeitos colaterais do uso prévio de anti-hipertensivos.
- História anterior ou sintomas atuais de coronariopatia, insuficiência cardíaca, doença cerebrovascular, vasculopatia periférica, *diabetes mellitus*, doença renal, dislipidemia e outras co-morbidades como doença pulmonar obstrutiva crônica (DPOC) ou broncoespasmo, gota e disfunção sexual.
- História familiar de hipertensão arterial, doença isquêmica coronariana prematura, acidente vascular cerebral, diabetes, dislipidemia e doença renal.
- Avaliação de hábitos de vida e condições ligadas a estes hábitos, considerados nocivos à saúde:
  - Dieta: verificar o hábito e ingestão de gordura saturada e gordura "trans", álcool, cafeína, sódio e o consumo calórico total.
  - História de alterações recentes do peso corporal (ganho de peso) e das atividades de lazer (diminuição da atividade física e/ou sedentarismo).
- Tabagismo, uso de cocaína ou outras drogas.
- História de todas as medicações, prescritas ou não, de remédios à base de ervas e drogas ilícitas, algumas das quais podem aumentar a pressão arterial ou interferir na eficácia da medicação anti-hipertensiva.
- Resultados e efeitos adversos do tratamento anti-hipertensivo anterior.
- Fatores psicossociais e ambientais que possam influenciar o controle da hipertensão como situação familiar, emprego e condições de trabalho, nível educacional, sintomas de depressão, estresse, ansiedade e pânico.

EXAME FÍSICO

O exame físico inicial deve incluir[1,2,3,18,31]:

- Inspeção da fácies: sugestão de doença renal ou disfunção glandular (tireóide, supra-renal, hipófise) e uso de corticóides (*moon face*).
- Duas ou mais mensurações da pressão arterial, com intervalos de dois minutos, estando o paciente sentado durante pelo menos cinco minutos, com o braço ao nível do coração, sem ter ingerido cafeína, fumado ou realizado exercício físico durante os 30 minutos prévios à mensuração; após ficar de pé durante ≥ 2min (avaliação de ocorrência de doença arterial oclusiva e de hipotensão postural).
- Medida da freqüência cardíaca e palpação dos pulsos dos quatro membros. Freqüência cardíaca de repouso elevada (> 80 batimentos por minuto [bpm]) e redução na variação da freqüência cardíaca estão associadas com risco cardiovascular aumentado.
- Verificação da pressão arterial no braço contralateral (se os valores forem diferentes, registrar o maior valor).

- Medida do peso e altura (para cálculo do IMC = peso (kg)/altura (m^2), e relação cintura/quadril (RCQ) ou apenas a circunferência da cintura como tem sido preconizado recentemente.
- Exame do pescoço: pesquisa de sopros carotídeos, distensão venosa e palpação da tireóide (verificar presença de bócio).
- Exame do precórdio: palpação do ictus (desvio do ictus para a esquerda pode significar dilatação/hipertrofia do ventrículo esquerdo [VE]), verificar alterações da freqüência e ritmo cardíaco, presença de terceira (disfunção sistólica do VE) e de quarta (disfunção diastólica do VE) bulhas, hiperfonese da 2ª bulha no foco aórtico e presença de sopros mitral ou aórtico.
- Exame dos pulmões: verificação de estertores finos, principalmente em bases, e presença de broncoespasmo e/ou expiração prolongada.
- Exame do abdome: palpação de massas abdominais indicativas de rins policísticos, hidronefrose, tumores e/ou aneurismas. Avaliação de possibilidade de distensão da bexiga. Ausculta para identificação de sopros abdominais na aorta e artérias renais.
- Extremidades: palpação de pulsos braquiais, radiais, femorais, tibiais posteriores e pediosos. O encontro de diminuição ou retardo do pulso das artérias femorais sugere doença obstrutiva ou coarctação da aorta.
- Avaliação de presença de edemas (membros inferiores).
- Exame neurológico simplificado.
- Exame de fundo de olho para pesquisa de retinopatia hipertensiva – estreitamento arteriolar, constrições arteriolares focais, cruzamentos arteriovenosos patológicos, hemorragias e exsudatos, edema de papila.

EXAMES SUBSIDIÁRIOS

Testes diagnósticos[1,2,3,18,31]

Os exames de rotina recomendados antes de se iniciar o tratamento da hipertensão são aqueles que objetivam determinar a lesão de órgãos-alvo e fatores de risco associados. São eles:

- exame de urina (Recomendação D);
- bioquímica de sangue (potássio, sódio, creatinina, glicemia de jejum, colesterol total, LDL e HDL (Recomendação D);
- eletrocardiograma de repouso (Recomendação D).

Exames opcionais – realizados apenas em situações muito específicas, em que os exames de rotina não são suficientes para o esclarecimento diagnóstico ou a estratificação:

- pesquisa de microalbuminúria (B), clearance de creatinina, razão albumina/creatinina, proteinúria de 24 horas (paciente hipertenso e diabético);

- triglicérides;
- glicemia pós-prandial (paciente com glicemia de jejum entre 110 e 125mg/dl) (D);
- ecocardiograma – indicações: avaliação de possível hipertrofia de ventrículo esquerdo (C) e estabelecimento de risco cardiovascular (C); hipertensos com suspeita de hipertrofia de VE, disfunções sistólica e diastólica ou doença arterial coronária (D); não deverá ser solicitado para avaliação de regressão da massa ventricular esquerda como análise da ação terapêutica anti-hipertensiva (D).

Monitorização ambulatorial da pressão arterial – MAPA[2]

- Indicações: 1. suspeita de *hipertensão do jaleco branco* em pacientes hipertensos sem lesão em órgão-alvo; 2. resistência aparente aos anti-hipertensivos (*office resistance*); 3. sintomas de hipotensão ao tratamento medicamentoso; 4. hipertensão episódica; 5. disfunção autonômica.
- Os valores da pressão arterial fornecidos pela MAPA são geralmente mais baixos que os encontrados no consultório médico. Os valores da pressão arterial obtidos na MAPA correlacionam-se melhor com lesões em órgão-alvo do que os obtidos na medida casual de consultório.
- Fornece informações sobre a pressão arterial durante as atividades do indivíduo enquanto desperto e dormindo. A pressão arterial apresenta um ciclo circadiano com valores mais baixos durante o descanso e dormindo, e um incremento no início da manhã, por 3 horas ou mais durante o período de transição do estado de sono para o despertar completo.
- Os indivíduos hipertensos apresentam valores médios de pressão arterial > 135/85mmHg quando acordados, e > 120/75mmHg dormindo.
- A MAPA fornece ainda o percentual de medidas elevadas de pressão arterial, a média, e a extensão da queda dos valores durante a noite. Na maioria das pessoas ocorre uma queda noturna de 10 a 20%; e aqueles em que esta queda não ocorre, encontram-se sob risco aumentado para eventos cardiovasculares.
- Pacientes cujo valor médio da pressão arterial nas 24 horas excede a 135/85mmHg apresentam um risco quase duas vezes maior de evento cardiovascular, quando comparados ao risco dos que não excederam esse nível pressórico, independente do nível de pressão arterial encontrado na medida casual do consultório.

Automensuração da pressão arterial[2]

- A automensuração da pressão arterial, realizada no ambiente residencial ou de trabalho pelo próprio paciente, com ou sem a ajuda de outras pessoas, constitui-se em uma estratégia prática para avaliar as diferenças de valores obtidos na medida feita no consultório e fora do consultório, podendo ser suficiente para o esclarecimento diagnóstico, sem necessidade da MAPA.

- Para aqueles pacientes cujos valores obtidos fora do consultório permaneçam abaixo de 130/80mmHg, a despeito de valores elevados obtidos no consultório, e que também não possuem lesões em órgão-alvo, não é necessário solicitar MAPA nem iniciar terapia medicamentosa.
- Lembrar que o ato de fumar aumenta de forma aguda os níveis de pressão arterial, e que esses níveis retornam ao basal em cerca de 15 minutos após a interrupção do cigarro.

HIPERTENSÃO SECUNDÁRIA[2]

Outros testes diagnósticos poderão ser solicitados para a identificação de causas da hipertensão, particularmente em pacientes em que: 1. idade, história, exame físico, gravidade da hipertensão ou achados laboratoriais iniciais sugiram causas específicas; 2. o nível da pressão arterial responde muito pouco à terapêutica medicamentosa; 3. o nível da pressão arterial começa a se elevar inexplicavelmente após ter sido controlada com sucesso; 4. o início da hipertensão foi de forma súbita.

A hipertensão secundária é rara e poucos casos merecem investigação.

Causas de hipertensão secundária e testes diagnósticos para a sua identificação

Condição	Teste diagnóstico
Doença renal crônica	Taxa de filtração glomerular
Coarctação da aorta	Tomografia computadorizada, angiografia
Síndrome de Cushing (ou uso prolongado de esteróides)	História clínica, teste de supressão com dexametasona
Uso de medicamentos que elevam a pressão arterial	História clínica, rastreamento do medicamento
Feocromocitoma	Dosagem na urina (24h) de metanefrina e normetanefrina
Aldosteronismo primário	Dosagem de renina e aldosterona no sangue; tomografia de supra-renal
Hipertensão renovascular	*Doppler scan*, ressonância magnética com estudo angiográfico
Apnéia do sono	Polissonografia
Disfunção tireoidiana/paratireoidiana	Dosagem de hormônio tireotrópico (TSH); dosagem de paratormônio

5. TERAPÊUTICA

ESTRATÉGIA BASEADA NO RISCO GLOBAL

ESTRATIFICAÇÃO POR NÍVEIS DE FATORES DE RISCO CARDIOVASCULAR, LESÕES EM ÓRGÃOS-ALVO E CONDIÇÕES CLÍNICAS ASSOCIADAS[1,2,3,18,31,32]

Os níveis de pressão arterial apresentam uma associação contínua com o risco de doença cardiovascular, e a definição de hipertensão arterial é, portanto, arbitrária. Como existem evidências científicas robustas da associação de fatores de risco cardiovasculares, lesões em órgão-alvo e condições clínicas associadas, com a morbimortalidade da hipertensão arterial, é imprescindível que essas variáveis façam parte da estratégia na condução do paciente hipertenso. Assim, as decisões terapêuticas sobre o tratamento do hipertenso não devem se basear apenas no nível da pressão arterial, mas também no efeito combinado de vários fatores de risco e co-morbidades presentes ou ausentes. Esses fatores de risco apresentam uma relação sinérgica, em vez de uma relação simplesmente aditiva, daí ser importante verificar a quantidade e a magnitude desses fatores presentes no paciente, configurando o risco absoluto ou "risco global". Como nenhum fator individual é estritamente essencial ou suficiente para causar doença isquêmica coronariana, quanto maior o número e a magnitude dos fatores de risco, maior a probabilidade de morbidade e mortalidade prematuras.

1. GRUPOS DE RISCO

Grupo de risco baixo:
- $\male$ < 55 anos e $\female$ < 65 anos.
- Hipertensão estágio 1 (leve) 140-159/90-99mmHg.
- Sem outros fatores de risco para doença cardiovascular, sem lesão de órgão-alvo ou condições clínicas associadas.

Grupo de risco médio:
- Apresenta alguns fatores de risco para doença cardiovascular como a própria hipertensão.
- Risco de evento cardiovascular maior (nos próximos 10 anos) = 15 a 20%.

Grupo de risco alto:
- Hipertensão estágio 1 ou 2, com ≥ 3 fatores de risco.
- Hipertensão estágio 3 (grave) ≥ 180/110mmHg, sem fatores de risco.
- Risco de evento cardiovascular maior (nos próximos 10 anos) = 20 a 30%.

Grupo de risco muito alto:
- Hipertensão estágio 3, com ≥ 3 fatores de risco e com doença (clínica) cardiovascular ou renal.
- Risco de evento cardiovascular maior (nos próximos 10 anos) = ≥ 30%.

Risco estratificado e quantificação do prognóstico

De acordo com o nível da pressão arterial, a presença de fatores de riscos cardiovasculares, de lesão de órgão-alvo e condições clínicas associadas, pode-se quantificar o risco de eventos maiores e o prognóstico.

Outros fatores de risco ou doença	Estágio 1 Hipertensão leve (140-159/90-99mmHg)	Estágio 2 Hipertensão moderada (160-179/100-109mmHg)	Estágio 3 Hipertensão grave (≥ 180/110mmHg)
I: Sem outros fatores de risco	Risco baixo	Risco médio	Risco alto
II: 1-2 fatores de risco	Risco médio	Risco médio	Risco muito alto
III: 3 ou mais fatores de risco ou lesão de órgão-alvo ou diabetes	Risco alto	Risco alto	Risco muito alto
IV: Condições clínicas associadas	Risco muito alto	Risco muito alto	Risco muito alto

Fonte: Adaptado de 18, 31.

2. DECISÃO TERAPÊUTICA

Objetivo primário

Alcançar o máximo de redução no risco global de morbimortalidade cardiovascular

Para atingir este objetivo:
- Tratar todos os fatores de risco reversíveis identificados:
  - Tabagismo, dislipidemia, *diabetes mellitus*, obesidade, sedentarismo e outros.
- Tratar as condições clínicas associadas (diabetes, obesidade e outros).
- Reduzir os níveis pressóricos aumentados. Em quanto?
  - A redução até < 140/90mmHg se associa à redução de complicações cardiovasculares.

- Os níveis "subótimos" de pressão arterial são considerados o principal risco atribuível de morte no mundo, sendo responsáveis por 62% de ocorrência de acidente vascular cerebral e 49% de doença isquêmica coronariana[7].

Recomendação:

> Jovens, pessoas de meia-idade ou diabéticos ou com doença renal: < 130/80mmHg
> Pacientes mais velhos: < 140/90mmHg[1,2,31,32]

Estratégia de tratamento de acordo com os níveis de risco[31]

Risco baixo: observação por período de tempo significativo, antes de decidir se deve ser prescrita medicação.

Risco médio: monitorização da pressão arterial e de outros fatores de risco durante várias semanas, para avaliar o acompanhamento deles antes de decidir se deve ser prescrita medicação.

Risco alto e **muito alto:** prescrever imediatamente a medicação para o tratamento da hipertensão e outros fatores de risco ou condições presentes.

Estratégia de tratamento de acordo com os níveis de risco individual[1,3]

Grupo A: sem fatores de risco e sem lesão em órgão-alvo.

Grupo B: presença de fatores de risco (excluído o *diabetes mellitus*) e sem lesão em órgão-alvo.

Grupo C: presença de lesão em órgão-alvo, *diabetes mellitus* e/ou doença cardiovascular clinicamente identificável.

Decisão terapêutica, segundo risco e pressão arterial

Grupos de risco / Níveis de PA	Risco A (sem fatores de risco, sem lesão de órgão-alvo/co-morbidades)	Risco B (≥ 1 fator de risco, exceto *diabetes mellitus*, sem lesão de órgão-alvo/co-morbidades)	Risco C (lesão de órgão-alvo/co-morbidade e/ou *diabetes mellitus* com ou sem outros fatores de risco)
Normal/limítrofe (130-139/85-89)	Modificação do estilo de vida	Modificação do estilo de vida	Modificação do estilo de vida*
Estágio 1 – HA leve (140-159/90-99)	Modificação do estilo de vida (até 12 meses)	Modificação do estilo de vida (até 6 meses)**	Tratamento medicamentoso
Estágio 2 e 3 (≥160/≥100)	Tratamento medicamentoso	Tratamento medicamentoso	Tratamento medicamentoso

PA = pressão arterial.
*TM se insuficiência cardíaca, renal crônica ou diabetes.
**TM se múltiplos fatores de risco.

Fonte: SBC, JNC 6[1,3].

Obs: Segundo diretrizes da Organização Mundial da Saúde e International Society of Hypertension, na hipertensão estágio 2 (moderada, pressão arterial sistólica/pressão arterial diastólica = 160-179/100-109mmHg) → MEV durante 3 meses → insucesso ⇒ iniciar medicação (≤ 6 meses).

Lesões em órgão-alvo

Coração:
- Hipertrofia ventricular esquerda.
- Angina ou infarto agudo do miocárdio prévio.
- História de cirurgia de revascularização miocárdica ou angioplastia.
- Insuficiência cardíaca.

Cérebro:
- Acidente vascular cerebral ou episódio isquêmico transitório.

Doença renal crônica.

Arteriopatia periférica.

Retinopatia.

Estratégia de acordo com a classificação (nível pressórico)

Segundo o JNC 7, o início do tratamento, não-medicamentoso ou com medicamentos, poderá ser orientado pelos níveis da pressão arterial e presença ou não de co-morbidades. Os pacientes com pré-hipertensão apresentam um risco duas vezes maior de progressão para hipertensão arterial quando comparados com pacientes normotensos.

Decisão terapêutica, segundo os níveis de pressão arterial

Níveis de PA (classificação)	Encorajar modificação do estilo de vida	Iniciar o tratamento medicamentoso	
		sem co-morbidades	com co-morbidades
Normal (< 120/80mmHg)	Sim	Não	Iniciar com medicamentos específicos para as co-morbidades
Pré-hipertensão (120-139/80-89)	Sim	Não	
Estágio 1 – hipertensão (140-159/80-89)	Sim	Tiazídicos para a maioria Alternativas: IECA, ARA, BB, BCC ou associações	Iniciar com medicamentos específicos para as co-morbidades Outras drogas (diuréticos)
Estágio 2 – hipertensão (≥ 160/≥ 100)	Sim	Associação de duas drogas para a maioria dos pacientes – geralmente um tiazídico e IECA ou ARA ou BB ou BCC	

Fonte: The Seventh Report of the Joint National Committee on Prevention, Detection, Evaluation, and Treatment of High Blood Pressure – JNC 7[2].

IECA = inibidor da enzima de conversão.
ARA = antagonistas do receptor do angiotensinogênio.
BB = betabloqueadores.
BCC = bloqueador de canal de cálcio.

TRATAMENTO NÃO-MEDICAMENTOSO, BASEADO NA INTERVENÇÃO NOS FATORES DE RISCO CARDIOVASCULARES – MODIFICAÇÕES DOS HÁBITOS DE VIDA
(Tratamento preventivo – prevenção primária e secundária)

Estudos têm demonstrado que em certos pacientes, mesmo reduzindo a pressão arterial, a morbimortalidade ainda permanece maior que a de um paciente normotenso saudável, e isto se deve à permanência de outros fatores de risco potencialmente modificáveis, preditores de eventos cardiovasculares futuros. Estes fatores de risco seriam determinados por hábitos de vida deletérios à saúde, tais como o sedentarismo/pouco exercício físico, o tabagismo, a ingestão abusiva de bebidas alcoólicas, de sódio e de gordura saturada. Sendo que muitos destes predispõem ao sobrepeso/obesidade, considerado o fator de risco maior para a hipertensão arterial e o *diabetes mellitus* tipo 2.

Em uma abordagem populacional que reduzisse a pressão arterial sistólica em 5mmHg, esta determinaria uma redução de 14% na mortalidade devido a acidente vascular cerebral (AVC), 9% devido a doença isquêmica coronariana, e redução de 7% na mortalidade por todas as causas[2].

OBJETIVOS[2,3]

- Prevenção primária da hipertensão arterial e doenças cardiovasculares associadas em nível populacional: uma porção significativa das doenças cardiovasculares ocorre em pessoas com pressão arterial acima do nível considerado ideal (120/80mmHg) ainda sem diagnóstico de hipertensão arterial. Uma abordagem populacional ampla para diminuir a pressão arterial pode reduzir esta carga considerável de risco. Prevenir o aumento da pressão arterial, que ocorre com o avanço da idade, com a prescrição da mudança de hábitos de vida reduzirá a morbimortalidade cardiovascular de modo mais efetivo que só tratar os indivíduos com doença coronariana estabelecida.
- Reduzir a pressão arterial no paciente individual.
- Reduzir a necessidade de medicamentos anti-hipertensivo e maximizar sua eficácia.
- Trazer benefícios em relação a outros fatores de risco presentes.

Redução de peso[1,2,3]

- O excesso de peso constitui-se no fator mais importante de predisposição à hipertensão, aumentando de 2 a 6 vezes o risco de hipertensão[1,3].
- Medidas de adiposidade associadas ao risco de hipertensão arterial, diabetes e mortalidade por doença isquêmica coronariana em adultos[3]:
  - IMC $\geq$ 27kg/m^2. Em nosso meio, um adulto com excesso de peso

(IMC > $27kg/m^2$) apresenta um risco em torno de 2 vezes maior (razão de chances (RC) = 1,90; IC 95%: 1,0 a 3,2 e RC = 2,20; IC 95%: 1,3 a 3,8) de desenvolver hipertensão arterial[20].

- Circunferência da cintura aumentada (♂ ≥ 98cm, e ♀ ≥ 85cm). Em nosso meio, um adulto com medida da cintura aumentada apresenta um risco 2,3 vezes maior (RC = 2,30; IC 95%: 1,3 a 4,1) de desenvolver hipertensão arterial[20].

• O excesso de peso encontra-se associado a aumento da pressão arterial a partir da infância (RC_{PAS} = 3,60; IC 95%: 2,23 a 5,78 e RC_{PAD} = 2,70; IC 95%: 1,85 a 3,95 em relação ao IMC > percentil 85)[10].

• Efeitos benéficos da redução de peso em outros fatores de risco associados:
  - resistência à insulina;
  - *diabetes mellitus*;
  - dislipidemia;
  - hipertrofia ventricular esquerda.

• Os benefícios da redução de peso são ainda potencializados por:
  - aumento na atividade física;
  - redução na ingestão de sódio.

• Redução de peso e redução de riscos:
  - risco de desenvolvimento de *diabetes mellitus*: redução moderada (5 a 10kg) → redução no risco relativo de diabetes de 50%; e redução > 20kg ou atingir IMC < 20 kg/m^2 → redução de praticamente 80% no risco relativo (RR) de hipertensão arterial.

• Estratégia:
  - Iniciar com prescrição de redução de 5kg, com incrementos de mais 5kg, dependendo da resposta e do peso inicial do paciente.
  - Estimular a atividade física (Recomendação A) e dieta hipocalórica para diminuição do peso.

Moderação do consumo de bebidas alcoólicas

• Os indivíduos abstêmios não devem ser induzidos a beber.

• Álcool atenua o efeito de drogas anti-hipertensivas
  - Este efeito é parcialmente reversível (80%) em uma ou duas semanas após diminuição da ingestão.

• Consumidores em excesso (≥ 5 doses/dia) apresentam elevação da pressão arterial após interrupção abrupta do consumo
  - Libação de fim de semana pode levar a diagnóstico de hipertensão se este paciente for atendido no início da semana.

• Estratégia de conduta

Aconselhamento para o consumo máximo de bebidas alcoólicas[1,2,3]

Gênero / Tipo de bebida	Homens (≤ 30ml etanol/dia)	Mulheres (e homens magros) (≤ 15ml etanol/dia)
Cerveja (1 garrafa = 600ml com 5% de álcool)	720ml	360ml
Vinho (2 taças = 250ml com 12% de álcool)	300ml	150ml
Destilados (1 dose = 30ml com 42% de álcool)	60ml	30ml

• Redução no consumo e seus benefícios
  - Uma redução no consumo de 3 doses de destilados ao dia, para 3 doses por semana, leva a uma diminuição na pressão arterial em 5/3mmHg, nos componentes sistólico e diastólico.

Redução na ingestão de sal

Evidências oriundas de inquéritos epidemiológicos em populações que consomem alimentos com reduzido conteúdo de sódio (Yanomamis na época da sua descoberta, algumas tribos do Xingu, nômades do Quênia e nativos de Papua, Nova Guiné) apresentavam menor prevalência de hipertensão arterial e, nessas populações, a pressão arterial não se elevava com a idade[1]. Estudos randomizados, com grupo-controle, demonstraram uma redução da pressão arterial em indivíduos que utilizam dieta hipossódica, em relação aos que permaneceram com dieta habitual ocidental[1]. A maioria dos estudos de prevalência tem mostrado uma associação direta entre a quantidade do consumo de sal na dieta e os níveis de pressão arterial[1,31].

A elevação da pressão arterial determinada pela ingestão excessiva de sódio é potencializada pela ingestão reduzida de potássio[31].

Nos Estados Unidos, a ingestão média de sódio é de aproximadamente 4.100mg/dia entre os homens e de 2.750mg/dia entre as mulheres, e 75% desta ingestão vem de alimentos processados industrialmente[31]. No Brasil, esses valores são bem mais elevados. A dieta proposta pelo *Dietary Approaches to Stop Hypertension* (DASH), com 1.600mg de sódio/dia, produz efeitos benéficos similares à monoterapia com anti-hipertensivos[2,33-35]. A dieta DASH é uma dieta rica em frutas e verduras com baixo conteúdo de derivados do leite. Associada a uma diminuição da ingestão de sal, a queda da pressão arterial com a utilização da dieta é ainda mais expressiva[32-34].

• Objetivos e benefícios[1,3]:
  - menor prevalência de complicações cardiovasculares (Recomendação B);
  - redução da pressão arterial (Recomendação A);

- redução de anti-hipertensivos (Recomendação B);
- redução da perda de potássio induzida por diuréticos (Recomendação B);
- menor incremento da pressão arterial com o envelhecimento (Recomendação B);
- retardamento no desenvolvimento de hipertrofia ventricular esquerda (Recomendação B);
- possibilidade de prevenção de elevação da pressão arterial (Recomendação B).

- Quanto de redução na ingestão de sódio reduz a pressão arterial?
  - uma redução em torno de 3,0g/dia leva a uma redução na pressão arterial por várias semanas a alguns anos[3];
  - redução na ingestão de sódio em 3,7g/dia proporciona uma redução na pressão arterial em 6,3/2,2mmHg[3];
  - redução de 4,7 a 5,8g/dia (a partir de uma ingestão de 10,5g/dia) reduz a pressão arterial sistólica em 4 a 6mmHg[31], ou 8,3/4,4mmHg para pressão arterial sistólica/pressão arterial diastólica (DASH Study)[35].

- Aconselhamento[1,2,3]:
  - não adicionar sal aos alimentos (à mesa) – evitar o saleiro à mesa;
  - evitar alimentos salgados, particularmente comida industrializada, por serem ricos em sódio e pobres em potássio;
  - ingestão ideal → < 2,4g sódio/dia ou < 6g sal/dia [2 colheres das de chá rasa (4g) e 2g de sal presente nos alimentos naturais].

Aumento na ingestão de potássio

- Benefício e objetivo → redução da pressão arterial.
- Ingestão ideal → 50 a 90mmol/dia ou 1,95 a 3,51g/dia – uma dieta rica em vegetais e frutas contém 2 a 4g de potássio ao dia.
- Os substitutos do sal contendo cloreto de potássio e menos cloreto de sódio (somente 30 a 50%) podem ser úteis.
- Cautela em pacientes com insuficiência renal, em tratamento com inibidores da enzima de conversão e antagonistas dos receptores da angiotensina II. Esses dois tipos de anti-hipertensivos podem levar a aumento dos níveis séricos de potássio.

Aumento na ingestão de cálcio[3]

A maioria dos inquéritos epidemiológicos demonstra uma associação entre baixa ingestão de cálcio com um aumento na prevalência de hipertensão. Aumentando a ingestão de cálcio na dieta, pode-se reduzir a pressão arterial em alguns pacientes hipertensos, mas o efeito é mínimo. E, embora seja importante manter uma ingestão adequada de cálcio em benefício da saúde geral, não existe atualmente nenhum fundamento para se recomendar suplementos de cálcio para a redução da pressão arterial.

Aumento na ingestão de magnésio[3]

Embora existam evidências sugerindo uma associação entre uma menor ingestão de magnésio e o aumento da pressão arterial, não há, no momento, dados convincentes que justifiquem recomendar o aumento da ingestão de magnésio na tentativa de abaixar a pressão arterial[3].

Intervenção nos tipos de nutrientes ingeridos na dieta[1,3]

• Ingestão de gorduras

A dislipidemia constitui-se em importante fator de risco independente para doença isquêmica coronariana e, portanto, o controle nutricional e, se necessário, o tratamento medicamentoso da dislipidemia são adjuvantes importantes no tratamento da hipertensão arterial[3]. Apesar de estudos de prevalência terem demonstrado associação entre ingestão de gordura saturada e níveis pressóricos elevados, estudos randomizados e controlados não conseguiram mostrar nenhum efeito sobre a pressão arterial decorrentes da ingestão variada de gordura saturada e insaturada na dieta[3]. Grandes quantidades de ácidos graxos ômega-3 podem diminuir a pressão arterial; entretanto, alguns pacientes apresentam desconforto abdominal[3].

• Ingestão de frutas e vegetais

Aumento na ingestão de frutas e vegetais leva a uma redução de 3/1mmHg nos componentes sistólico e diastólico da pressão arterial; de 6/3mmHg, se conjuntamente com redução do aporte de gordura saturada; e de 11/6mmHg em pacientes hipertensos com essas duas medidas dietéticas adotadas em conjunto[3]. A ingestão de frutas e vegetais mostrou constituir-se em uma variável de proteção para o infarto agudo do miocárdio (OR = 0,70; IC 95%: 0,62 a 0,79), evitando cerca de 14% dos casos de infarto agudo do miocárdio (risco atribuível populacional [RAP] = 14%; IC 95%: 10% a 19%) no mundo[15].

• Ingestão de cafeína

A ingestão de cafeína pode elevar de forma aguda a pressão arterial. Entretanto, rapidamente se estabelece uma tolerância a esse efeito pressórico da cafeína, e a maioria dos estudos epidemiológicos não encontrou nenhuma relação direta entre a ingestão de cafeína e o aumento da pressão arterial a longo prazo[3].

• **Outros**

Estudos experimentais controlados utilizando proporções variadas de carboidratos, alho ou cebola na dieta não demonstraram nenhum efeito consistente na pressão arterial[3].

Evitar o tabagismo[3]

O tabagismo constitui-se em um poderoso fator de risco independente para doença cardiovascular. E os hipertensos que continuam a fumar podem não obter toda a proteção contra a doença cardiovascular oferecida pelo tratamento anti-hipertensivo.

• Objetivo → redução do risco cardíaco global.

• Estratégia para interrupção do tabagismo → dispositivos de reposição de nicotina, juntamente com intervenções comportamentais.
  - Os benefícios cardiovasculares da interrupção do fumo podem ser vistos no prazo de um ano em todas as faixas etárias.
  - As pequenas quantidades de nicotina contidas nesses dispositivos, geralmente, não causam aumento da pressão arterial.

Evitar o sedentarismo e aumentar a atividade física[1,3]

• Quando comparados com os indivíduos com bom condicionamento físico, os sedentários com pressão arterial normal possuem um risco de 20% a 50% maior de desenvolver hipertensão arterial.

• A prática de atividade física regular (4×/semana de moderada a intensa) mostrou constituir-se em uma variável de proteção para o infarto do miocárdio (RC = 0,86; IC 95%: 0,76 a 0,97), evitando cerca de 12% dos casos de infarto agudo do miocárdio (RAP = 12%; IC 95%: 6% a 25%) no mundo[15].

• Recomendações → exercícios aeróbicos (caminhada, natação, ciclismo, dança) de intensidade moderada (50% a 70% do consumo máximo de oxigênio, ou freqüência cardíaca máxima = 220 – idade), 3 a 4 vezes por semana, e, idealmente, na maioria dos dias da semana (6 vezes).
  - Caminhar rapidamente ou nadar por 30 a 60 minutos ao dia.
  - O exercício físico aeróbico de intensidade moderada é mais eficiente em reduzir os níveis pressóricos do que os exercícios intensos (corrida).
  - Quem pode? A maioria das pessoas pode aumentar, com segurança, seu nível de exercício físico sem a necessidade de ser submetida a uma avaliação médica extensa. Entretanto, pacientes apresentando fatores de risco cardiovasculares importantes e agrupados (risco cardíaco global), cardiopatas, ou com outros problemas graves de saúde, necessitam de uma

avaliação mais detalhada que inclua um teste de esforço, podendo necessitar de encaminhamento a um especialista ou a um programa de exercícios sob supervisão médica.

• Magnitude de redução da pressão arterial sistólica → redução em 4 a 8mmHg.

Evitar o estresse[3,1]

• O estresse emocional e/ou depressão podem determinar 2,7 vezes mais risco de infarto agudo do miocárdio (RC = 2,7; IC 95%: 2,2 a 3,2) sendo responsável por um terço dos casos de infarto (RAP = 33%; IC 95%: 25 a 41) no mundo[15].

• As técnicas disponíveis de controle do estresse (relaxamento e *biofeedback*) no tratamento da hipertensão arterial apresentam resultados incertos nos experimentos controlados, e a literatura científica não corrobora a utilização destas técnicas para o tratamento definitivo ou para a prevenção da hipertensão.

Conclusão

• Nos indivíduos com níveis de pressão arterial classificados como limítrofes (85-89/130-139), consegue-se uma redução em 50% na prevalência de hipertensão arterial estabelecida somente com o tratamento não-medicamentoso, atuando sobre o estilo de vida[3].

• Um estudo prospectivo de intervenção para prevenção primária da hipertensão por meio de mudanças de hábito, como um ensaio clínico randomizado, com nível de evidência classe A, mostrou uma redução significativa na incidência de hipertensão no grupo intervenção (8,8%) em relação ao grupo controle (19,2%), e os fatores contribuintes foram a redução do peso, a introdução de uma alimentação rica em frutas e verduras e pobre em laticínios, e a redução na ingestão de sódio[32-34].

• As medidas que apresentam maior grau de eficiência no controle da hipertensão arterial são[1]:

- Redução de peso.
- Diminuição na ingestão de sódio.
- Aumento na ingestão de potássio.
- Redução na ingestão de álcool.
- Aumento na prática de atividade física.

Recomendações para atividade física regular[1]

Recomendação populacional

Todo adulto deve realizar pelo menos 30 minutos de atividade física leve a moderada, de forma contínua ou acumulada, na maioria dos dias da semana (Recomendação B), com pequenas mudanças no cotidiano, tais como: utilizar escadas em vez de elevador, andar em vez de usar o carro e praticar atividades de lazer, como dançar.

Recomendação individualizada

Tipo: exercícios dinâmicos (caminhada, corrida, ciclismo, dança, natação) (Recomendação A)

Freqüência: 3 a 5 vezes por semana (Recomendação B)

Duração: 30 a 60 minutos contínuos (indivíduos com pressão limítrofe ou obesidade, 50 a 60 minutos) (Recomendação B)

Intensidade moderada (Recomendação B) estabelecida de forma:
- simples: conseguir falar durante o exercício
- precisa: controlar a freqüência cardíaca durante o exercício:
  - sedentários – manter 50% e 70% da FC de reserva
  - condicionados – manter 60% a 80% da FC de reserva

Para o cálculo da freqüência cardíaca (FC), utilizar a fórmula:
- FC treinamento = % da FC de reserva + FC de repouso
- FC de reserva = FC máxima – FC repouso
- FC máxima (FC max) = medida no teste ergométrico ou calculada por 220 – idade
- FC repouso (FC rep) = medida após 5 minutos de repouso deitado

Exercícios isométricos

Podem ser realizados, mas em associação aos aeróbicos, pois seus efeitos sobre a prevenção da hipertensão não são conclusivos (Recomendação D).

Recomendações para hábitos alimentares saudáveis[1]

Preferir
- Alimentos cozidos, assados, grelhados ou refogados
- Temperos naturais: limão, ervas, alho, cebola, salsa e cebolinha
- Verduras, legumes, frutas, grãos e fibras
- Peixes e aves preparadas sem pele
- Produtos lácteos desnatados

Limitar
- Sal
- Álcool
- Crustáceos
- Margarinas, dando preferência às cremosas, alvarinas e ricas em fitosterol

Evitar
- Açúcares e doces
- Frituras
- Derivados de leite na forma integral, com gordura
- Carnes vermelhas com gordura aparente e vísceras
- Alimentos processados e industrializados: embutidos, conservas, enlatados, defumados e salgados de pacote

Modificação do estilo de vida			
Intervenção	Duração (meses)	Alteração (do fator de risco)	↓ PA mmHg (sistólica/diastólica)
Redução de sódio	6	−1.150	−2,9/−1,6
	18	−989	−2,0/−1,2
	36	−920	−1,2/−0,7
	0,5-36	−1.148	−1,9/−1,1
Perda de peso	6	−4,5	−3,7/−2,7
	18	−2,7	−1,8/−1,3
	36	−1,9	−1,3/−0,9
Exercício físico	1-16	65%	−2,1/−1,6
Redução de álcool	1,5	−2,6 doses/dia	−3,8/−1,4
Aumento do potássio	0,3-36	+1,8g/dia	−1,8/−1,0
Dieta saudável	2	↑ frutas, vegetais ↓ gorduras, proteína, colesterol	−3,5/−2,1

Modificações do estilo de vida para o controle da hipertensão		
Intervenção	Recomendações	↓ PA Sistólica (mmHg)
Perda de peso	Manter peso normal (IMC = 18,5 a 24,9 kg/m^2).	5 a 20mmHg/ 10kg de peso perdido
Dieta DASH	Dieta rica em frutas e vegetais, com conteúdo reduzido de gordura total e saturada e laticínios pobres em gorduras.	8 a 14mmHg
Redução de sódio	Redução do consumo de sódio para abaixo de 2,4g de sódio ou 6g de sal ao dia.	2 a 8mmHg
Exercício físico	Manter atividade física aeróbica regular, como caminhar depressa, pelo menos 30 minutos ao dia, durante a maioria dos dias da semana.	4 a 9mmHg
Redução de álcool	Redução no consumo de álcool a < 30g/dia para os homens e < 15g/dia para as mulheres e homens magros.	2 a 4mmHg

Fonte: The Seventh Report of the Joint National Committee on Prevention, Detection, Evaluation, and Treatment of High Blood Pressure – JNC 7[2].

Nota: Os efeitos destas recomendações são dose e tempo dependentes, podendo ser até de maior magnitude em alguns indivíduos.

- No estudo DASH, ao reduzir a ingestão de sal de 8g/dia para 4g/dia, em pacientes hipertensos, houve uma queda em 8,3mmHg e 4,4mmHg nos componentes sistólico e diastólico da pressão arterial, respectivamente. E esta queda é comparada com aquela obtida com o uso de anti-hipertensivos. Nos pacientes com pressão na faixa de 130-139/85-89mmHg, esta mesma quantidade de redução na ingestão de sódio determina uma queda na pressão arterial em 5,6/2,8mmHg nos componentes sistólico e diastólico[32-34].

TRATAMENTO MEDICAMENTOSO

Metanálise de ensaios clínicos randomizados e controlados

Evolução Esquema farmacológico	Dose	Nº de estudos	Risco relativo (RR; IC 95%)	Risco relativo $IC_{95\%}$ 0,7 1,0 Tratamento Tratamento melhor pior
ACIDENTE VASCULAR CEREBRAL				
Diuréticos	Elevada	9		
Diuréticos	Baixa	4		
β-bloqueio		4		
HDFP	Elevada	1		
DOENÇA CORONARIANA				
Diuréticos	Elevada	11		
Diuréticos	Baixa	4		
β-bloqueio		4		
HDFP	Elevada	1		
INSUFICIÊNCIA CARDÍACA CONGESTIVA				
Diuréticos	Elevada	9		
Diuréticos	Baixa	3		
β-bloqueio		2		
MORTALIDADE TOTAL				
Diuréticos	Elevada	11		
Diuréticos	Baixa	4		
β-bloqueio		4		
HDFP	Elevada	1		
MORTALIDADE CARDIOVASCULAR				
Diuréticos	Elevada	11		
Diuréticos	Baixa	4		
β-bloqueio		4		
HDFP	Elevada	1		

Fonte: The Sixth Report of the Joint National Committee on Prevention, Detection, Evaluation, and Treatment of High Blood Pressure – JNC 6[3].

INTRODUÇÃO E ESTRATÉGIAS DE CONDUTA

Objetivos

Os medicamentos anti-hipertensivos devem proporcionar não só a redução dos níveis pressóricos, como também a redução de eventos cardiovasculares fatais e não-fatais.

Classes de medicamentos

Diuréticos.

Betabloqueadores (BB).

Antagonistas do cálcio (bloqueadores de canais de cálcio – BCC).

Inibidores da enzima de conversão da angiotensina (IECA).

Antagonistas do receptor AT_1 da angiotensina II (ARA-II).

Bloqueadores alfaadrenérgicos.

Evidências oriundas de estudos considerando desfechos clinicamente relevantes, com duração média relativamente curta (3 a 4 anos), demonstraram uma redução de morbidade e mortalidade em um maior número de estudos com diuréticos (Recomendação A), mas também com betabloqueadores (Recomendação A), inibidores da ECA (Recomendação A), inibidores do receptor AT_1 da angiotensina II (A) e, em pacientes mais idosos, com bloqueadores dos canais de cálcio (Recomendação A). Devemos salientar que a maioria dos estudos termina por utilizar combinação de medicamentos anti-hipertensivos. Nesses ensaios clínicos a terapêutica anti-hipertensiva associou-se a reduções significativas na incidência de acidente vascular cerebral em torno de 35% a 40%; de infarto agudo do miocárdio em torno de 20% a 25%; e insuficiência cardíaca em mais de 50%. Estima-se que para pacientes em estágio 1 (140/90 a 159/99mmHg) com fatores de riscos agregados, ao se alcançar uma redução sustentada de 12mmHg no componente sistólico da pressão arterial durante 10 anos, será prevenida uma morte por cada 11 pacientes tratados (número necessário para tratar [NNT] igual a 11); e na presença de doença cardiovascular ou lesão de órgão-alvo, apenas 9 pacientes serão necessários para que a redução na pressão arterial evite uma morte (NNT = 9)[2].

Princípios básicos de tratamento – Algoritmo[31]

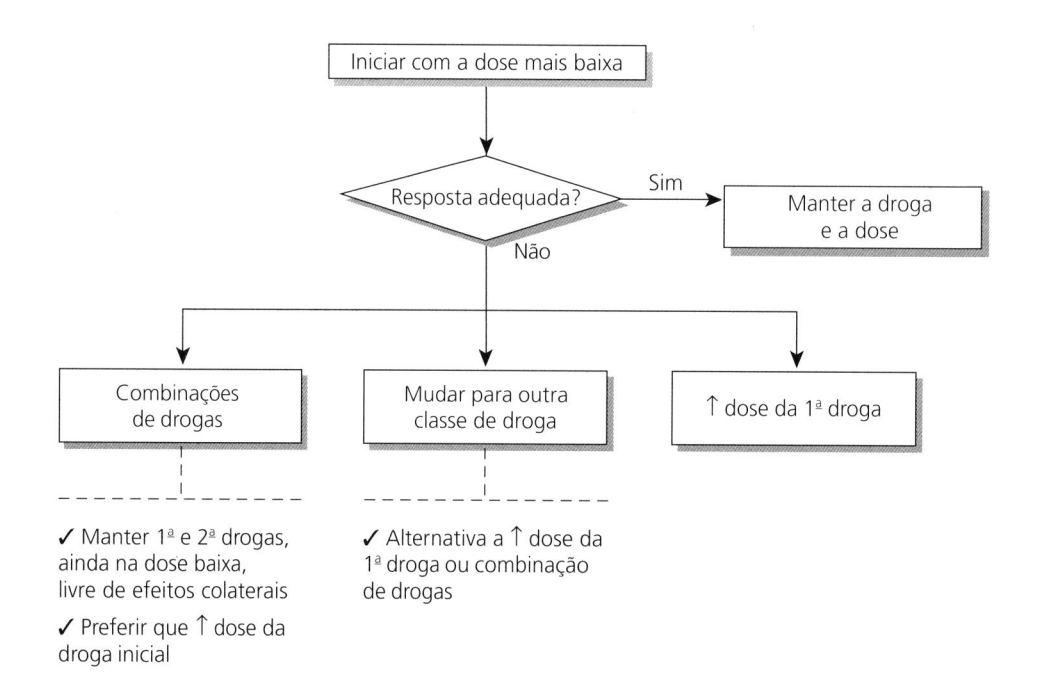

Estratégia de tratamento medicamentoso[31]

Início do tratamento

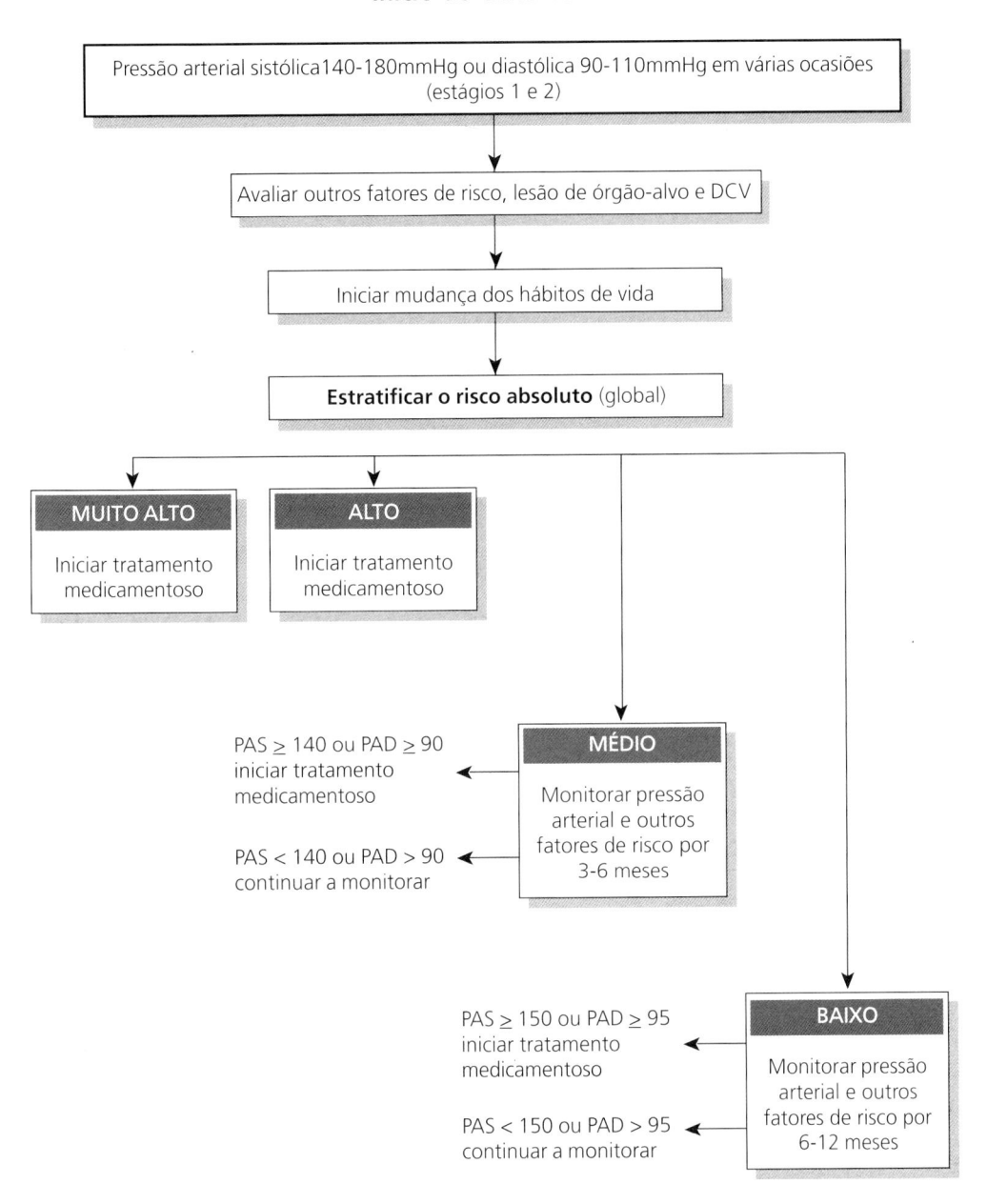

Considerações gerais no tratamento medicamentoso[1,2,3,31]

- Quais seriam as características ideais de um anti-hipertensivo?
  - Ser eficaz por via oral.
  - Ser bem tolerado.
  - Permitir a administração em menor número possível de tomadas diárias, com preferência para aqueles com posologia de dose única diária.

    Idealmente, a formulação do medicamento deveria oferecer uma eficácia durante 24 horas, com uma dose única, que garanta uma permanência de seus efeitos anti-hipertensivos de pelo menos 50% do efeito máximo no final das 24 horas (relação "vale-pico").

    Estes medicamentos de ação prolongada oferecem as seguintes vantagens em relação aos agentes de ação curta: maior aderência ao tratamento; controle da hipertensão persistente e constante, oferecendo, assim, uma melhor proteção contra os eventos cardiovasculares isquêmicos, decorrentes do aumento abrupto da pressão arterial após o sono noturno (ciclo circadiano); maior proteção contra riscos e eventos (infarto agudo do miocárdio, acidente vascular cerebral e morte súbita); maior proteção contra lesões em órgão-alvo.

    É importante lembrar que, em relação a alguns medicamentos, um número menor de comprimidos significa um custo menor e evita que os pacientes deixem de tomar algumas das doses (é comum que os pacientes se esqueçam de tomar uma das doses durante a semana).
  - Entretanto, deve-se lembrar que a posologia de duas doses por dia de alguns anti-hipertensivos mais antigos pode oferecer controle semelhante a um custo possivelmente menor, decorrente do uso de um medicamento anti-hipertensivo de longa duração, geralmente mais modernos e mais caros.

- Como iniciar?
  - Iniciar com as menores doses efetivas preconizadas para cada situação clínica, podendo ser aumentadas lentamente, de acordo com um esquema que dependerá da idade, necessidades e respostas do paciente.
  - Lembrar que, quanto maior a dose, maior a probabilidade de efeito colateral.

- Deve-se prescrever medicamentos manipulados?
  - Devido à inexistência de informações adequadas de controle de qualidade, biodisponibilidade e/ou de interação química dos compostos, não é recomendável a utilização de medicamentos anti-hipertensivos obtidos através de manipulação.

- Considerar o uso combinado de medicamentos anti-hipertensivos em pacientes com hipertensão em estágios 2 e 3.

- Quanto tempo deve-se aguardar para modificação do esquema medicamentoso?
  - Aguardar um período mínimo de quatro semanas, exceto em situações especiais, para aumento da dose, substituição da monoterapia ou modificação do esquema de associação de fármacos.
- Como deve ser a orientação sobre a terapêutica?
  - O paciente deve ser instruído, de forma detalhada, sobre a hipertensão arterial, co-morbidades e complicações e os fatores de risco cardiovasculares, enfatizando a necessidade do tratamento continuado, possibilidade de efeitos colaterais adversos e os objetivos do tratamento.
- Considerar sempre a condição socioeconômica do paciente ao planificar o seu tratamento.

Qual medicamento?

Fatores determinantes na escolha da classe de medicamento[31]

Aspectos sociodemográficos
- Condição socioeconômica.
- Outros aspectos demográficos (raça, gênero, idade).

Aspectos clínicos
- Perfil de risco cardiovascular do paciente.
- Presença de lesão de órgão-alvo, doença cardiovascular, doença renal, *diabetes mellitus*.
- Presença de co-morbidades limitantes ou favoráveis ao uso de uma classe particular de medicamento e suas combinações.

Outros
- Variação individual na resposta às diferentes classes de medicamentos.
- Possibilidade de interação com outros medicamentos utilizados pelo paciente.
- Força da evidência de redução de riscos cardiovasculares com o uso da classe de medicamento em questão.
- Preferências do paciente.

Quanto de redução no nível de pressão arterial em um paciente hipertenso determina redução nos eventos cardiovasculares?

Grupo de risco	Risco absoluto (Eventos CV > 10 anos)	Efeitos absolutos do tratamento (Eventos cardiovasculares prevenidos por 1.000 pac/ano)	
Baixo risco	< 15%	< 5	< 8
Médio risco	15-20%	5-7	8-11
Alto risco	20-30%	7-10	11-17
Risco muito alto	> 30%	> 10	> 17

Eventos CV = eventos cardiovasculares.
Fonte: 1999 World Health Organization – ISH guidelines for the Management of Hypertension[31].

Redução do nível de pressão arterial:
monoterapia *versus* associação de drogas[31]

Pressão arterial = 160/95mmHg + monoterapia com qualquer classe de droga → leva a uma redução da pressão arterial em 4 a 8%, ou seja, cerca de 7 a 13mmHg (sistólica) e 4 a 8mmHg (diastólica) ⇒ portanto, não atinge níveis ótimos ou considerados não-hipertensivos.

Pressão arterial = 160/95mmHg + associação de drogas → leva a uma redução maior da pressão arterial do que qualquer classe de droga isolada (8 a 15%), isto é, 2 vezes maior que com a monoterapia.

Combinações efetivas dos medicamentos[1,31]

As combinações de medicamentos de diferentes classes e, por isso, com ações primárias diferentes, são mais efetivas devido ao efeito hipotensor aditivo, à redução de mecanismos compensatórios, e à redução de efeitos adversos próprios de cada droga. Ao contrário, medicamentos com mecanismos de ação similares apresentam efeito anti-hipertensivo menor quando associados.

- Diurético + betabloqueador.
- Diurético + inibidor da enzima de conversão (IECA) ou antagonistas ao receptor da angiotensina II (ARA-II).
- Antagonistas do cálcio (diidropiridina) + betabloqueador (BB).
- Antagonistas do cálcio + inibidor da enzima de conversão (IECA).
- Alfabloqueador + betabloqueador.
- Possíveis combinações de diferentes classes de anti-hipertensivos[35]:

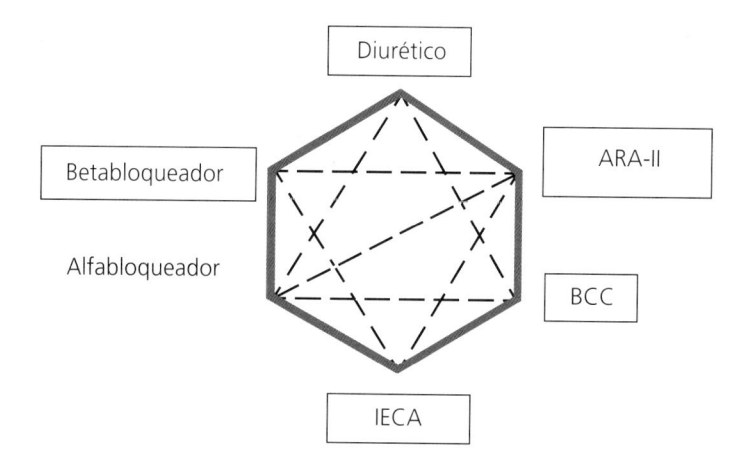

- As combinações mais racionais estão representadas por linhas contínuas.
- As caixas indicam as classes de anti-hipertensivos comprovadamente benéficos em ensaios clínicos randomizados.

MEDICAMENTOS

Exceto os vasodilatadores de ação direta (Recomendação D), qualquer grupo de medicamentos pode ser apropriado para o controle da pressão arterial, utilizando o esquema de monoterapia inicial, especialmente para pacientes com hipertensão arterial em estágio 1 (leve) que não responderam às medidas não-medicamentosas. No entanto, a monoterapia inicial apresenta uma eficácia em apenas 40 a 50% dos casos. Para os pacientes classificados em estágio 2 e 3, pode-se considerar o uso de associação de drogas como terapêutica inicial (Recomendação D)[1].

Depois de um longo período de obtenção do controle da pressão arterial, pode ser criteriosamente tentado uma redução progressiva das doses dos medicamentos em uso[1].

Monoterapia[1]

Os anti-hipertensivos preferenciais para o controle da pressão arterial em monoterapia inicial são:

Diuréticos (Recomendação A).

Betabloqueadores (Recomendação A).

Bloqueadores dos canais de cálcio (Recomendação A).

Inibidores da ECA (Recomendação A).

Antagonistas do receptor AT_1 da angiotensina II (Recomendação A).

O tratamento deve ser individualizado e a escolha inicial do medicamento como monoterapia deve basear-se nos seguintes elementos:

Mecanismo fisiopatogênico predominante.

Características individuais.

Doenças associadas.

Condições socioeconômicas do paciente.

Capacidade do agente a ser escolhido de influir sobre a morbidade e a mortalidade cardiovasculares.

Redução da pressão arterial – em quanto?[1,31]

< 130/85mmHg

Jovens, pessoas de idade mediana.

Pessoas de alto risco cardiovascular (Recomendação A).

Nefropatas, mesmo em fase incipiente (Recomendação A).

Indivíduos em prevenção primária (Recomendação B) e secundária de acidente vascular cerebral (Recomendação A).

Diabéticos (Recomendação A).

< 140/90mmHg

Diuréticos[1,2,3,31,35,36]

• Nos vários ensaios clínicos de grande porte, incluindo o recente *Antihypertensive and Lipid Lowering Treatment to Prevent Heart Attack Trial* (ALLHAT)[37], os diuréticos tiazídicos têm se mostrado insuperáveis na prevenção das complicações cardiovasculares da hipertensão arterial.

- O estudo ALLHAT[37], com 42.000 pacientes, utilizando clortalidona (12,5mg/dia) comparada com lisinopril (10mg, 20mg e 40mg/dia) e amlodipina (2,5mg, 5mg e 10mg/dia), demonstrou superioridade do diurético sobre o IECA em relação à efetividade no controle dos níveis pressóricos e também nos eventos primários (morte por causa coronariana, eventos cardiovasculares não-fatais) combinados aos eventos secundários. Uma outra droga também estudada, a doxazosina, mostrou-se inferior à clortalidona no tratamento destes pacientes. Este estudo, patrocinado pelo *National Heart, Lung and Blood Institute* (NHLBI), tendo como *end points* (desfechos) os eventos primários, constituídos por óbito por coronariopatia, infarto não-fatal, e eventos secundários, representados por óbitos por todas as causas, acidente vascular cerebral fatal e não-fatal, e outros eventos cardiovasculares. A amostra foi constituída por hipertensos (de risco), em estágio 1 ou 2, com pelo menos 1 fator de risco adicional para eventos cardiovasculares isquêmicos, homens e mulheres, com 55 anos de idade ou mais. A média de idade foi de 67 anos, 47% eram mulheres, 35% negros, e 19% latinos, avaliados em um seguimento de 4,9 anos em média.

A única exceção é o *Second Australian National Blood Pressure* (ANBP2)[38] que, estudando 6.083 hipertensos, relatou um resultado discretamente melhor em homens brancos com o uso de IECA (enalapril) em comparação com diurético (hidroclorotiazida). Entretanto, os resultados conflitantes destes dois estudos devem ser considerados sempre lembrando-se das diferenças metodológicas entre eles como o número amostral, os eventos primários e secundários, as drogas utilizadas, e os medicamentos anti-hipertensivos utilizados, além dos estudados para atingir o nível de pressão arterial desejado.

Recente metanálise de dados oriundos de 42 ensaios clínicos (192.478 pacientes), randomizados para 7 estratégias de tratamento, incluindo o placebo, demonstrou que diuréticos em baixas doses constituem o tratamento de escolha, como primeira droga, na prevenção de ocorrência de morbimortalidade das doenças cardiovasculares, quando comparados com outros medicamentos anti-hipertensivos como os betabloqueadores, bloqueadores de canais de cálcio, inibidores da ECA, alfabloqueadores e ARA-II, mostrando-se superiores a estas outras classes de anti-hipertensivos em relação aos eventos cardiovasculares estudados[39]. Este estudo demonstrou a superioridade do diurético em relação a outras classes de anti-hipertensivos.

- Os tiazídicos constituem o medicamento de escolha como terapêutica inicial da hipertensão na maioria das pessoas, como monoterapia ou em associação. Entretanto, algumas condições de alto risco podem demandar outros medicamentos (IECA, ARA-II, BCC), como monoterapia inicial[2].

• Os diuréticos tiazídicos devem sempre ser utilizados no tratamento da maioria dos pacientes com hipertensão não complicada, tanto como monoterapia, como em associação com outras classes de anti-hipertensivos[2].

• Vantagens:

Baixo custo, efetivos, potencializam a ação de outros anti-hipertensivos, são bem tolerados em baixas doses, e ensaios clínicos randomizados e controlados confirmam prevenção (insuperável por outras drogas) de eventos cardiovasculares maiores (doença isquêmica coronariana, acidente vascular cerebral).

• Desvantagens:

Ação deletéria sobre o perfil metabólico.

- Elevação dos triglicérides e LDL, redução do HDL; hipocalemia, por vezes acompanhada de hipomagnesemia, induzindo arritmias cardíacas; hiperuricemia; resistência à insulina; alcalose metabólica; impotência sexual.
- Estas alterações metabólicas podem ser responsáveis pela manutenção da aterosclerose, apesar do controle pressórico e da diminuição de outras complicações.
- Entretanto, estas alterações surgem apenas com doses altas já não mais utilizadas (hidroclorotiazida = 50 a 100mg). Não se observa incremento da ação vasodilatadora (principal mecanismo da diminuição da pressão arterial) com doses acima de 25mg/dia de hidroclorotiazida ou clortalidona, havendo, apenas, um aumento da diurese, que provavelmente não é responsável pelo controle pressórico, podendo, inclusive, levar à hipertensão paradoxal.

• Mecanismo de ação:

Depleção de volume (numa primeira fase) e redução da resistência vascular periférica, decorrente de mecanismos diversos (numa segunda fase).

- Existe, também, uma retirada de sódio e água da parede do vaso, diminuição da responsividade a substâncias vasopressoras, como a angiotensina II e as catecolaminas, e aumento da sensibilidade às prostaglandinas vasodilatadoras e à bradicinina.
- Os mais utilizados e mais eficientes são os agentes que atuam na porção final da alça de Henle e túbulo contorcido distal, os diuréticos tiazídicos. Os três outros grupos de diuréticos que atuam em outros sítios (túbulo proximal, alça de Henle e túbulo distal) apresentam limitada ação hipotensora.

- A indapamina (tiazídico modificado) possui uma ação neutra sobre os lípides, com alterações leves no potássio, na glicose e no ácido úrico.
- Clortalidona é um composto relacionado com os tiazídicos, consistindo em um diurético de longa ação. Apresenta ação superior à hidroclorotiazida em induzir regressão de hipertrofia ventricular esquerda (superior até mesmo ao enalapril), reduzir microalbuminúria e não levar a insuficiência renal. É o único dos diuréticos que preserva a função diastólica do ventrículo esquerdo.

• Apresentam vantagens adicionais aos hipertensos com componente volêmico importante, como nos obesos e nos negros, nos quais os diuréticos chegam a ser melhores em monoterapia do que os betabloqueadores. Já na raça branca ocorre o inverso. Entretanto, a combinação de diuréticos com outros anti-hipertensivos apresenta eficácia comparável em ambas as raças.

• Doses:
   - Hidroclorotiazida → ≤ 25mg/dia.
      Doses baixas possuem a mesma magnitude do efeito anti-hipertensivo, sem prejuízo do perfil metabólico do paciente.
      Dose ideal → ≤ 12,5mg/dia (6,25 a 12,25mg/dia), MID.
   - Indapamida → iniciar com 1,25mg/dia, MID, por quatro semanas, e a seguir pode-se aumentar a dose. Pode-se usar a forma de liberação lenta (SR) de 1,5mg, que melhora a aderência do paciente.
   - Clortalidona → 15mg/dia, MID.

• Em uma metanálise de 15 grandes ensaios clínicos, randomizados e controlados, de tratamento medicamentoso de hipertensão arterial leve a moderada, não complicada, tendo como eventos de interesse o acidente vascular cerebral, infarto agudo do miocárdio ou óbito, mostrou que, numa análise de minimização de custos, os diuréticos ou betabloqueadores constituem medicamentos para um tratamento mais econômico do que os IECA, alfabloqueadores ou bloqueadores de canais de cálcio. Este estudo mostrou também que são necessários tratar (com qualquer dessas duas drogas), durante 5 anos, cerca de 86 pacientes de meia-idade e 29 idosos para evitar um evento maior não-fatal ou óbito. Neste estudo, a hidroclorotiazida foi considerada o anti-hipertensivo mais custo-efetivo[40].

Riscos relativos e intervalos de confiança a 95% para a clortalidona/amlodipina ou lisinopril (RR)*

Eventos	Droga	
	Amlodipina	Lisinopril
Eventos primários		
Infarto não-fatal + óbito por coronariopatia	NS 0,98 (0,90-1,07)	NS 0,99 (0,91-1,08)
Eventos secundários		
Óbitos por todas as causas	NS 0,96 (0,89-1,02)	NS 1,00 (0,94-1,08)
Acidente vascular cerebral	NS 0,93 (0,82-1,06)	1,15 (1,02-1,30)[#]
Coronariopatia combinada	NS 1,00 (0,94-1,07)	NS 1,05 (0,98-1,11)
Doença cardiovascular combinada	NS 1,04 (0,99-1,09)	1,10 (1,05-1,16)[##]
Insuficiência cardíaca	1,38 (1,25-1,52)	1,20 (1,09-1,34)

*RR: risco relativo e intervalo de confiança a 95% entre parênteses.
Valores do risco da ocorrência dos eventos, com o uso da clortalidona, em relação aos riscos da ocorrência destes mesmos eventos quando em vez da clortalidona utilizar a amlodipina ou o lisinopril.
Os valores do RR englobam todos os subgrupos: idade < 65 anos e ≥ 65 anos, homens, mulheres, negros, não-negros, diabéticos, não-diabéticos.
[#] Significativo apenas em mulheres, negros e não-diabéticos.
[##] Não significativo em < 65 anos, não-negros e diabéticos.

Fonte: ALLHAT Officers and Coordinators for the ALLHAT Collaborative Research Group. Major outcomes in high-risk hypertensive patients randomized to angiotensina-converting enzyme inhibitor or calcium channel blocker vs diuretic. JAMA, v. 288, n. 23, 2002.

Resultados de metanálise comparando diuréticos com outras classes de anti-hipertensivos (RR)*

Eventos	Droga				
	Placebo	BCC	IECA	BB	Bloqueador α
Eventos cardiovasculares	0,76 (0,69-0,83)	0,94 (0,89-1,00)	0,94 (0,89-1,00)	0,89 (0,80-0,98)	0,84 (0,75-0,93)
Insuficiência cardíaca	0,51 (0,42-0,62)	0,74 (0,67-0,81)	0,88 (0,80-0,96)		0,51 (0,43-0,60)
Coronariopatias	0,79 (0,69-0,92)				
Acidente vascular cerebral	0,71 (0,63-0,81)		0,86 (0,77-0,97)		
Mortalidade cardiovascular	0,81 (0,73-0,92)				

* RR: risco relativo e intervalo de confiança a 95% entre parênteses.
Valores do risco da ocorrência dos eventos, com o uso de diuréticos, em relação aos riscos da ocorrência destes mesmos eventos quando em vez dos diuréticos utilizar outras classes de anti-hipertensivos (incluindo o placebo).

Fonte: PSATY, B, M; LUMLEY, T; FURBERG, C, D, ET AL. Health outcomes associated with various antihypertensive therapies used as first-line agents: A network meta-analysis. JAMA , v. 289, p. 2534-2544, 2003[39].

Betabloqueadores[1,3,31,32]

Constituem medicamentos eficazes no tratamento da hipertensão arterial e possuem eficácia também na redução da mortalidade e mortalidade cardiovasculares (Recomendação A). É a primeira opção na hipertensão arterial associada à doença coronariana, arritmias cardíacas ou enxaqueca.

- Vantagens:
  - Baixo custo, efetivo.

- Desvantagens:
  - Ocasionam discreta elevação na resistência periférica total, tendendo a diminuir com a continuação do tratamento.
  - Exceto o carvediol, os betabloqueadores aumentam discretamente à resistência insulínica e reduzem os níveis de HDL em 13%, e o aumento nos níveis de triglicérides em 24%. Entretanto, nenhum desses efeitos contra-indica o seu uso.

- Mecanismo de ação:
  - Diminuição inicial do débito cardíaco (em 15 a 20%).
  - Redução da secreção de renina (em 60%).
  - Readaptação dos barorreceptores.
  - Diminuição das catecolaminas nas sinapses nervosas.

- Classes de betabloqueadores:
  - Cardiosseletividade: a cardiosseletividade é relativa, mais evidente em baixas doses, podendo perder este efeito em altas doses. Representam este grupo o acebutol, o metoprolol e o atenolol.
  - Atividade simpática intrínseca (ASI): determina uma queda da pressão arterial com uma menor diminuição da freqüência cardíaca, do desempenho cardíaco e dos níveis de renina. As drogas deste grupo são o pindolol e o acebutol. Indicados para pacientes hipertensos e bradicárdicos ou com doença vascular periférica. Apresentam menos efeitos colaterais que outros betabloqueadores, principalmente sobre o metabolismo lipídico.
  - Lipossolubilidade: os fármacos com esta característica apresentam menor capacidade de atravessar a barreira hematoencefálica e placentária, reduzindo os efeitos colaterais sobre o sistema nervoso central e o feto. Neste grupo estão o nadolol e o atenolol.

- Quais seriam as características ideais de um betabloqueador no tratamento anti-hipertensivo?
  - Apresentar efeito de longa ação, a ser prescrito 1 vez ao dia.
  - Ser cardiosseletivo.
  - Ser eficaz na dose-padrão.
  - Apresentar uma farmacocinética simples (sem metabolismo hepático, baixa ligação protéica, nenhuma solubilidade lipídica e sem metabólitos ativos).

- Indicação principal → hipertenso simpaticotônico jovem:
  - Esses pacientes se beneficiam com a redução da descarga adrenérgica central e suportam bem os efeitos depressores sobre a contratilidade miocárdica e a freqüência cardíaca.
  - O sucesso terapêutico com os betabloqueadores é maior nos pacientes com menos de 40 anos, decrescendo progressivamente com o aumento da idade, juntamente com aumento na suscetibilidade aos efeitos colaterais.

- Cautelas na utilização e indicação:
  - No idoso pode surgir isquemia de extremidades mediada por alfa-receptores que, na ausência da oposição dos receptores beta, induzem uma vasoconstrição prejudicial para a circulação periférica, muitas vezes já comprometida no idoso. Este efeito deletério não ocorre com betaalfa-bloqueadores como o carvedilol.
  - Se utilizado durante a gravidez, aumenta a contratilidade uterina e provoca hipoglicemia e bradicardia no feto, exceto o pindolol.
  - Habitualmente, se o paciente não responder com queda da pressão arterial na primeira semana, não adianta substituir por outro betabloqueador.
  - Deve-se ter precauções na indicação de betabloqueadores em insuficiência cardíaca – apesar de, com manuseio adequado, constituírem fármacos de primeira linha no tratamento da insuficiência cardíaca, inclusive grau IV (Estudo Copernicus – Carvedilol Prospective Randomized Cumulative Trial), tendo como pilar o carvedilol[2,40].
  - Ao suspender de forma abrupta o betabloqueador, pode surgir um quadro de hiperatividade simpática, com hipertensão de rebote e/ou manifestações de isquemia miocárdica, sobretudo em hipertensos com níveis pressóricos muito elevados.

- Efeitos colaterais:
  - Principais: broncoespamo, bradicardia excessiva (< 50 batimentos por minuto), distúrbios da condução atrioventricular, vasoconstricção periférica, insônia, pesadelos, depressão, astenia e disfunção sexual. Podem produzir também discreta intolerância à glicose, efeito adverso evitável com o uso de drogas cardiosseletivas em baixas doses e que não inviabiliza o seu uso em pacientes diabéticos.
  - Outros: discreta intolerância à glicose.

- Contra-indicações: asma, doença pulmonar obstrutiva crônica, bloqueio atrioventricular de 2º e 3º graus.

Diuréticos e/ou betabloqueadores – significâncias estatística e clínica

Qual é o impacto destes anti-hipertensivos nos principais eventos de interesse?

Systolic Hypertension in the Elderly Program (SHEP)[41]

Ensaio clínico randomizado, duplo-cego, controlado com placebo, com 4.736 pacientes idosos, hipertensos (PAS = 160 a 219mmHg e PAD < 90mmHg) acompanhados durante 4,5 anos, recebendo como tratamento de intervenção a clortalidona (12,5mg/dia), podendo ser dobrada em caso de não resposta, ou substituição pelo atenolol (25 a 50mg/dia).

- Incidência de doença isquêmica do coração:
  - Risco absoluto no grupo placebo (RA) → 5,9%
  - Risco relativo no grupo tratamento (RR) → 0,73%
  - Redução do risco relativo no grupo tratamento (RRR) → 27%
  - Redução absoluta do risco no grupo tratamento (RAR) → 1,4% (14 eventos são evitados entre cada 1.000 pacientes encaminhados ao grupo tratamento)
  - Número necessário para tratar (NNT) → 1/RAR = 71 (são necessários 71 pacientes a serem tratados para evitar 1 evento de doença isquêmica coronariana).

- Taxa (incidência) de eventos combinados (doença isquêmica coronariana, acidente vascular cerebral) em 5 anos:
  - Risco relativo de doença isquêmica coronariana no grupo tratamento (RR) → 0,64%
  - Risco relativo de infarto agudo do miocárdio (fatal e não-fatal) no grupo tratamento (RR) → 0,73%
  - Redução absoluta do risco de eventos combinados no grupo tratamento (RAR) → 4,2% (42 eventos combinados são evitados entre cada 1.000 pacientes encaminhados ao grupo tratamento)
  - Número necessário para tratar (NNT) → 1/RAR = 24 (precisamos tratar 24 hipertensos idosos, durante 5 anos, para prevenirmos 1 episódio de doença isquêmica coronariana e/ou acidente vascular cerebral).

Revisão sistemática de 18 ensaios clínicos randomizados, com acompanhamento durante 5 anos, com diurético ou betabloqueador[39].

Eventos	Medicamentos – redução do risco de eventos		
	Diurético		Betabloqueador
	Dose elevada	Dose baixa	
Acidente vascular cerebral	S	S	S
Doença isquêmica coronariana	N	S	N
Insuficiência cardíaca	S	S	S
Mortalidade geral	N	S	N
Mortalidade cardiovascular	S	S	S

Bloqueadores de canais de cálcio[1,3,31,35]

- Mecanismo de ação:

Redução da resistência vascular periférica por diminuição da concentração de cálcio nas células musculares lisas vasculares, devido ao bloqueio, em variados níveis, da entrada de cálcio na célula.

- Tipos ou classes de drogas:

Diidropiridinas
- Produz vasodilatação periférica e coronariana, diminuição da pós-carga e aumento do fluxo coronariano.
- Este efeito vasodilatador é discreto e é anulado pela resposta simpática à vasodilatação periférica.
- Não exerce influência sobre o sistema de condução.
- Apresenta uma reduzida relação vale/pico, entretanto, a forma gits demonstrou ação prolongada na hipertensão arterial sistêmica de alto risco (Estudo Insight)[42].
- Devido ao efeito inotrópico negativo pode surgir insuficiência cardíaca em 25% dos pacientes.
- Metabolismo hepático não necessita redução da dose para qualquer taxa de filtração glomerular.
- Indicações: pacientes com resistência periférica elevada, como ocorre nos hipertensos negros e idosos.
- Efeitos adversos: mais freqüentes com agentes de ação de curta duração, sendo, em geral, dose dependente. Consistem em cefaléia, tontura, rubor facial, parestesia, edema pré-tibial, e constipação intestinal. Provocam (de ação curta) importante estimulação simpática reflexa, deletéria para o sistema cardiovascular. Raramenrte podem induzir hipertrofia gengival.
- O uso de nifedipina de liberação imediata tem ocasionado eventos isquêmicos e, em doses elevadas, pode aumentar a mortalidade por coronariopatias em pacientes com infarto prévio do miocárdio, não devendo ser utilizado.
- O Estudo Stone, realizado com hipertensos idosos na China, mostrou uma redução significativa na incidência de acidente vascular cerebral, com o uso de nifedipina, sem ocorrência de excesso de mortalidade por outras doenças cardiovasculares, apesar de, nesse país, a coronariopatia ser doença de ocorrência rara[43].
- Em recente revisão sistemática, verificou-se que o risco 25% menor de acidente vascular cerebral não-fatal, determinado pelo uso de bloqueadores de canais de cálcio, foi neutralizado pelo risco 19% maior de infarto não-fatal com a sua utilização.

- Segundo o Estudo Syst-EUR, conduzido em idosos com hipertensão sistólica isolada, a nitrendipina proporcionou uma redução de 42% no risco de acidente vascular cerebral, ao reduzir a pressão arterial em 10/5mmHg (sistólica/diastólica), de 33% em desfechos cardiovasculares, fatais e não-fatais, de 50% do risco de demência. Segundo este estudo, tratando 1.000 pacientes durante 5 anos, consegue-se prevenir 19 casos de demência, 29 acidentes vasculares cerebrais e 53 mortes cardiovasculares[44].

Fenilaquilaminas

- Mecanismo de ação: redução pequena da resistência periférica, depressão da contratilidade cardíaca, diminuição do consumo de oxigênio, depressão da condução do impulso elétrico, devendo ser evitada a sua indicação em associação com betabloqueadores.
- Comparando o verapamil SR com a amlodipina, o estudo Vamphyre mostrou eficácia semelhante no controle da hipertensão, porém houve um aumento da atividade simpática com a amlodipina e redução com o verapamil[45].
- A excreção do verapamil se faz por via hepática.

Benzotiazepinas

- Representadas pelo diltiazem.
- O estudo Nordil mostrou que o diltiazem foi mais efetivo na redução de acidente vascular cerebral fatal e não-fatal do que o betabloqueador ou diurético (RR = 0,80; IC 95%: 0,65 a 0,99), e sendo tão efetiva quanto estas duas classes de drogas em relação ao infarto agudo do miocárdio fatal ou não-fatal[46].

Associações de bloqueadores de canal de cálcio e diuréticos

- O benefício vai depender do bloqueador de cálcio.
- A associação de diurético com verapamil ou com diltiazem tem mostrado benefício, enquanto com a nifedipina e outras diidropiridinas não há benefício (efeito não-aditivo).

Inibidores da enzima conversora da angiotensina (IECA)[1,3,31,33]

Constitui, depois dos *sartans* (ARA-II), a classe de anti-hipertensivos que proporciona melhor qualidade de vida ao hipertenso.

São medicamentos de primeira escolha nos portadores de hipertensão arterial associada com hiperinsulinemia, diabetes, hipertrofia ventricular esquerda e doença coronariana.

- • Mecanismo de ação:
  - Inibem a ação de uma enzima que converte a angiotensina, denominada angiotensina I (enzima conversora da angiotensina, ECA), em angioten-

sina II, um dos mais potentes vasoconstritores conhecidos. Além deste efeito vasoconstritor direto, a angiotensina II estimula a produção de aldosterona (adrenal), que por sua vez aumenta o volume sangüíneo circulante através da retenção de sódio e água. A angiotensina I se origina da clivagem seqüencial do angiotensinogênio (produzido no fígado), pela ação da renina (produzida nos rins).

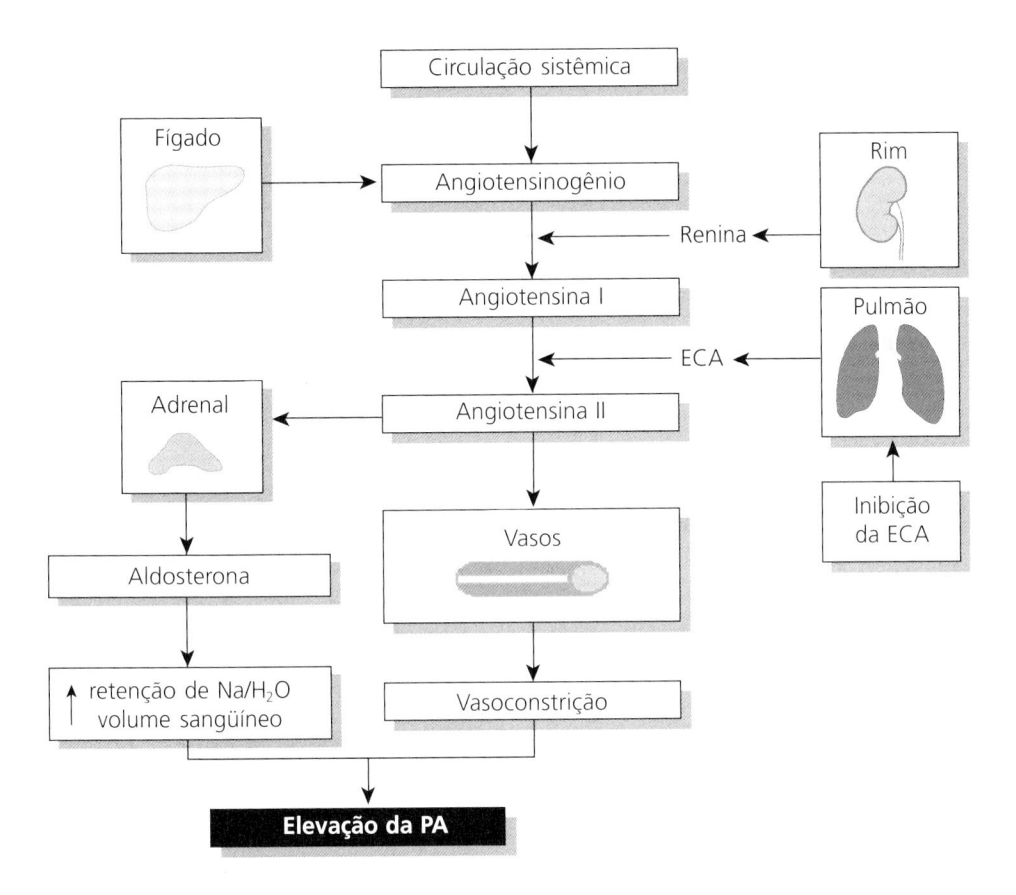

- Entretanto, existem evidências de outros fatores que possam estar envolvidos no mecanismo de ação dos IECA, como o aumento de substâncias vasodilatadoras (bradicinina e prostaglandina).

• Vantagens:
- Redução da morbidade e mortalidade cardiovasculares entre os hipertensos (A), pacientes com insuficiência cardíaca (Recomendação A), pacientes com infarto agudo do miocárdio, especialmente se apresentarem fração de ejeção baixa (Recomendação A), pacientes com alto risco de doença coronária (Recomendação A). Constitui medicamento útil na prevenção secundária de acidente vascular cerebral (Recomendação A) e, a longo prazo, estas drogas retardam o declínio da função renal em pacientes com nefropatia diabética ou de outras etiologias (Recomendação A). Em pacientes diabéticos, reduzem a progressão da doença renal.

✓ O estudo Progress (Perindopril Protection Against Recurrent Stroke Study) multicêntrico, envolvendo 10 países, mostrou importantes benefícios com o uso de perindopril (particularmente em associação com a indapamida): redução do risco de acidente vascular cerebral em 32% (RR = 0,67; IC 95%: 0,55 a 0,81)[47].

- Atuam favoravelmente no perfil lipídico, tendo sido sugerido, inclusive, um efeito antiaterogênico.

- Redução da pressão intraglomerular, oferecendo, conseqüentemente, proteção renal específica, contra glomeruloesclerose progressiva, reduzindo a progressão para estágios mais avançados.

✓ O local de vasodilatação determina as suas ações, como ocorre com o captopril, que diminui a fração de filtração enquanto a nifedipina aumenta; em contrapartida, o captopril reduz e a nifedipina aumenta a albuminúria.

- Redução da resistência à insulina, já que 68% dos hipertensos da raça branca apresentam resistência insulínica.

- Associam-se a uma redução da hipertrofia ventricular esquerda.

✓ O estudo Race, comparando ramipril e atenolol, em hipertensos com hipertrofia ventricular esquerda, mostrou que ambos reduziram a pressão arterial, porém o atenolol praticamente não reduziu a hipertrofia ventricular esquerda, diferentemente do ramipril (redução de 11% em 6 meses)[48].

• Desvantagens:

- Devem ser evitadas em negros e velhos, por apresentarem uma ação subótima, dependendo do polimorfismo genético da ECA e do angiotensinogênio.

• Medicamentos de IECA:

- Captopril, enalapril, lisinopril, ramipril, benazepril, fosinopril, cilazapril, trandolapril, alacepril, moveltipril, perindopril.

- Inibidores da ECA podem ser classificados de acordo com o íon zinco ligado à cininase II, produzindo radicais sulfidrila, carboxil e fosforil.

✓ IECA com radical sufidrila: alacepril, moveltipril, captopril. O captopril, possuindo este radical sulfidrila, apresenta então uma propriedade de impedir a progressão da vasculopatia diabética. No entanto, o lisinopril, que não possui este radical, produz uma redução da proteinúria em pacientes com doença renal. Todos os IECA deste grupo promovem uma redução da resistência à insulina.

- O benazepril e o ramipril apresentam uma meia-vida maior, e, conseqüentemente, uma melhor relação "vale-pico", do que o enalapril, o perindropil um pico de ação maior, enquanto o quinalapril e o espirapril possuem uma meia-vida menor.

- Uma das questões importantes a ser sempre observada no tratamento da hipertensão arterial é a relação "vale-pico", ou seja, a magnitude da pressão arterial reduzida pelo efeito hipotensor do medicamento, em relação ao valor máximo da pressão, durante o momento de menor efeito do medicamento, durante as 24 horas. Esta relação deve ser superior a 50%. Quando isto não ocorre, existe uma flutuação nos valores da pressão arterial, determinando lesão de órgão-alvo, como por exemplo, o acidente vascular cerebral.

  Os medicamentos com maior valor desta relação são o perindropil (estudo Progress) e o ramipril (estudo Hope). Já o captopril apresenta uma relação "vale-pico" de apenas 38% justificando os resultados subótimos dos estudos Capp e UKPDS (United Kingdom Prospective Diabetes Study).

  ✓ Daí, o captopril ser preferencialmente utilizado para reduzir agudamente a pressão arterial[47,49,50].

- Reações adversas:
  - Tosse seca, alteração do paladar e, mais raramente, reações de hipersensibilidade com erupção cutânea e edema angioneurótico.

- Precauções e efeitos colaterais:
  - Uso com cautela em adolescentes e mulheres em idade fértil.
  - Nos casos de neuropatia autonômica do diabetes, existe a possibilidade de hipoaldosteronismo hiporreninêmico com elevação de potássio, podendo limitar o uso dos IECA.
  - Indução de hiperpotassemia em pacientes com insuficiência renal crônica.
  - Em pacientes com função renal reduzida pode determinar elevação da creatinina sérica, entretanto, a longo prazo, predomina o seu efeito nefroprotetor.
  - Pode ocorrer uma hipotensão postural, quando se associa diurético com o IECA, devido ao sinergismo das drogas no efeito anti-hipertensivo.

- Contra-indicações:
  - Gravidez.
  - Estenose bilateral da artéria renal.
    - ✓ Ao abolir o efeito vasoconstritor da artéria eferente, essencial para a função renal, pode ocorrer um quadro de insuficiência renal grave, determinado por queda da filtração glomerular, acarretando aumento dos níveis séricos de uréia e creatinina.
  - Doença renal crônica.
  - Hipoaldosteronismo primário.
  - Coarctação da aorta.

Antagonistas do receptor AT$_1$ da angiotensina II (ARA-II)[1,33]

• Mecanismo de ação:

- A angiotensina II (AII) atua em receptores específicos, distribuídos em vários locais do organismo (coração, vasos, rins, adrenal e cérebro), tendo sido descobertos até o momento 7 deles (AT$_1$ até AT$_7$), sendo os mais importantes o AT$_1$ e o AT$_2$. De acordo com a ativação ou inativação destes receptores, à ação da AII, poderá haver vasoconstrição e proliferação celular. Como os receptores AT$_2$ estão relacionados com a diferenciação celular, o bloqueio AT$_1$ levando à liberação do AT$_2$, é a antiproliferação. Dessa forma, os efeitos da estimulação AT$_1$ é a proliferação, e da estimulação AT$_2$ é a antiproliferação. Assim, o bloqueio AT$_1$ determina vasodilatação e inibição do crescimento.

- Além da via em que atuam os inibidores da ECA, na produção da AII (transformação de AI para AII), esta pode ser também produzida por outras vias além desta, mediada pela ECA. Esta outra via é representada pela cinase II (quimase), que ao ser bloqueada eleva os níveis de bradicinina. Com isto, o bloqueio da cinase II acarreta, com o tempo, o fenômeno denominado de *escape parcial* da AII, encontrado na clínica após cinco meses de uso dos inibidores da ECA. Dessa forma, ao bloquear o receptor específico AT$_1$ da AII, é impedido o surgimento deste fenômeno. A bradicinina liberada pelos IECA pode levar a um quadro de tosse, angioedema, disfunção renal e hipotensão. Também os IECA não liberam os receptores AT$_2$, e por isso, sua cardioproteção é menor.

- Apesar de os inibidores da ECA apresentarem um efeito benéfico, em parte, devido ao aumento do óxido nítrico (NO) e da PGI$_2$, estes inibidores aumentam os níveis de noradrenalina, o que não ocorre com os *sartans*.

• Vantagens:

- Apresentam efeito benéfico no tratamento da insuficiência cardíaca congestiva (Recomendação B).
- Apresentam ação nefroprotetora e cardioprotctora no diabetes tipo 2, com nefropatia estabelecida (Recomendação A).
- Nos hipertensos com hipertrofia ventricular esquerda de baixo (sem lesão vascular) como de alto risco (diabetes/lesão vascular), o losartana proporciona uma redução da morbidade e mortalidade cardiovasculares superior à observada com o betabloqueador atenolol, com uma eficácia especificamente maior na incidência de redução de acidente vascular cerebral (Recomendação A).
- O losartan também proporciona menor incidência de casos novos de diabetes.

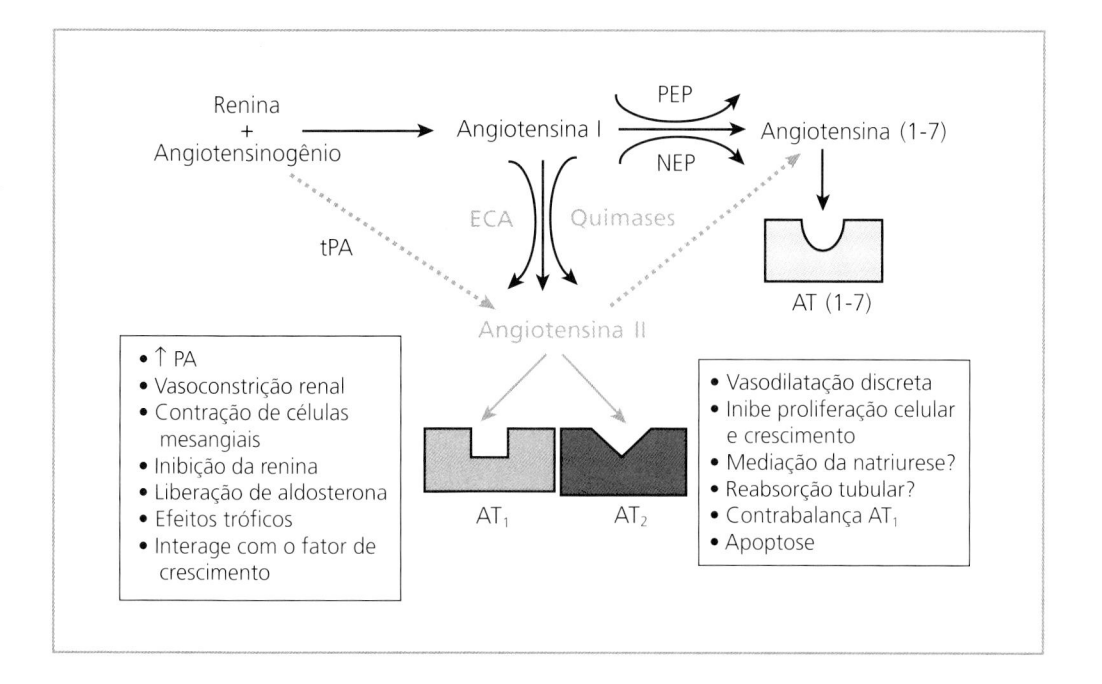

• Precauções e reações adversas

- As precauções são semelhantes às descritas para os IECA. Deve-se utilizá-los com cautela em pacientes com estenose da artéria renal ou rim único, pois podem causar deterioração da função renal, embora este evento seja de ocorrência com os *sartans* do que com os IECA. Devem ser evitados em mulheres em idade fértil.

• Comparação dos ARA-II entre si e com outros anti-hipertensivos[33]

- Todos os tipos de *sartans* agem de modo semelhante, entretanto, o losartana, isoladamente, tem uma relação "vale/pico" menor que 0,50, enquanto o telmisartana tem uma relação de 0,90; o losartana reduz o ácido úrico. Todos apresentam uma aderência de 91%, com efeitos adversos não diferentes aos do placebo. Em diabéticos e hipertensos de alto risco, constituem medicamentos de uso obrigatório.

- Além de melhorarem a hemodinâmica aguda e crônica (como os IECA também melhoram), os antagonistas ARA-II, por apresentarem efeitos mais específicos e seletivos, não se acompanham dos paraefeitos dos IECA.

- O estudo Life (*Losartan Intervention For Endpoint Reduction in Hypertension Study*) mostrou a superioridade do losartana em relação ao atenolol, na reversão da hipertrofia ventricular esquerda, e na diminuição da morbimortalidade cardiovascular, além da redução da pressão arterial.

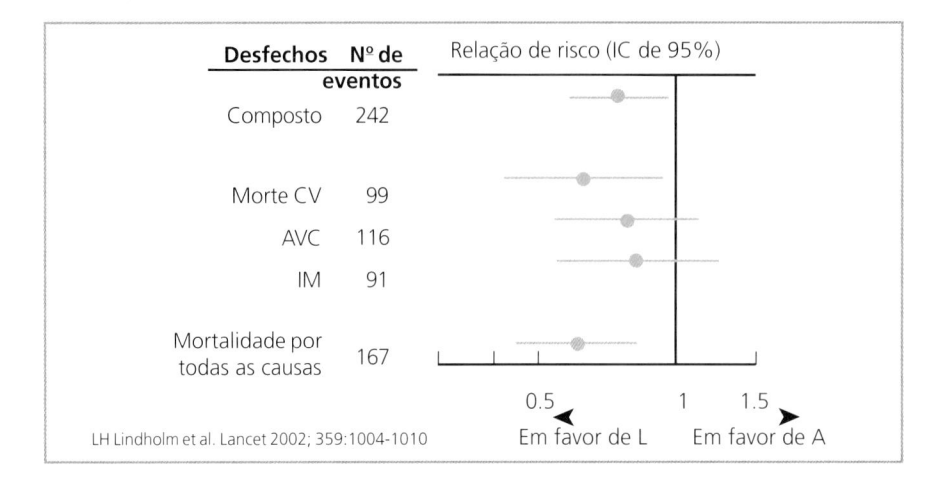

Desfechos	Nº de eventos	Relação de risco (IC de 95%)
Composto	242	
Morte CV	99	
AVC	116	
IM	91	
Mortalidade por todas as causas	167	

LH Lindholm et al. Lancet 2002; 359:1004-1010

0.5 — Em favor de L   1   1.5 — Em favor de A

- O estudo Marval mostrou a superioridade do valsartana em relação à microalbuminúria, quando comparado com a amlodipina.

Esquemas terapêuticos

• Monoterapia

Anti-hipertensivos preferenciais:

- Diuréticos (Recomendação A).
- Betabloqueadores (Recomendação A).
- Bloqueadores de canais de cálcio (Recomendação A).
- Inibidores da enzima conversora da angiotensina (Recomendação A).

A estratégia terapêutica deve ser individualizada e baseada nos seguintes fatores:

- Mecanismo fisiopatológico predominante.
- Características individuais.
- Doenças associadas.
- Condições socioeconômicas do indivíduo.
- Capacidade do medicamento a ser indicado em influir na morbimortalidade cardiovascular.

Posologia:

- Iniciar com dose baixa.
- Ir ajustando até encontrar a menor dose eficaz, que reduza a pressão arterial a um nível considerado satisfatório para cada paciente, mas inferior a 140/90mmHg. Caso o paciente seja de alto risco cardiovascular (Recomendação A), diabético (Recomendação A), portador de nefropatia, mesmo que incipiente (Recomendação A), ou estiver em tratamento de prevenção primária (Recomendação B) e secundária (Recomendação A) de acidente vascular cerebral devem ser mais baixos, inferiores a 130/85mmHg.

Efeitos de diferentes esquemas terapêuticos anti-hipertensivos sobre eventos cardiovasculares maiores

Recentemente, uma revisão sistemática de 29 ensaios clínicos, com amostra total de 162.341 participantes, avaliou diversos esquemas terapêuticos anti-hipertensivos e seus efeitos sobre eventos cardiovasculares maiores[53-55]. A média de idade dos participantes foi de 65 anos, 52% eram homens, com uma pressão arterial média de 159/92mmHg, no início do estudo.

- Valores de redução de risco relativo dos eventos no grupo que usou anti-hipertensivo em comparação com o grupo-controle usando placebo[53].

  Evento: Acidente vascular cerebral
  - IECA *vs*. placebo: RRR (redução de risco relativo) = 28% (IC 95%: 19 a 36)
  - BCC *vs*. placebo: RRR = 38% (IC 95%: 18 a 53)

  Evento: Doença coronariana
  - IECA *vs*. placebo: RRR = 20% (IC 95%: 12 a 27)
  - BCC *vs*. placebo: RRR = 22% (IC 95%: 1 a 38)

  Evento: Insuficiência cardíaca
  - IECA *vs*. placebo: RRR = 18% (IC 95%: 2 a 31)
  - BCC *vs*. placebo: RRR = não-significativo

  Eventos cardiovasculares maiores
  - IECA *vs*. placebo: RRR = 22% (IC 95%: 17 a 27)
  - BCC *vs*. placebo: RRR = 18% (IC 95%: 5 a 24)

  Evento: Mortalidade cardiovascular
  - IECA *vs*. placebo: RRR = 20% (IC 95%: 11 a 29)
  - BCC *vs*. placebo: RRR = 22% (IC 95%: 0 a 39)

  Evento: Mortalidade total
  - IECA *vs*. placebo: RRR = 12% (IC 95%: 4 a 19)
  - BCC *vs*. placebo: RRR = não-significativo

- Valores de redução de risco relativo dos eventos no grupo que usou antagonista do receptor AT_1 da angiotensina II (ARA-II) em comparação com o grupo controle usando outros anti-hipertensivos[53].

  Evento: Acidente vascular cerebral
  - ARA-II *vs*. controle: RRR = 21% (IC 95%: 10 a 31)

  Evento: Doença coronariana
  - ARA-II *vs*. controle: RRR = não-significativo

  Evento: Insuficiência cardíaca
  - ARA-II *vs*. controle: RRR = 16% (IC 95%: 18 a 41)

  Eventos cardiovasculares maiores
  ARA-II *vs*. controle: RRR = 10% (IC 95%: 4 a 17)

Evento: Mortalidade cardiovascular
- ARA-II *vs.* controle: RRR = não-significativo

Evento: Mortalidade total
- ARA-II *vs.* controle: RRR = não-significativo

- Valores de redução de risco relativo dos eventos entre grupos de pacientes que usaram diferentes anti-hipertensivos[53].

    Evento: Acidente vascular cerebral
    - Diurético ou Betabloqueador *vs.* IECA: RRR = 9% (IC 95%: 0 a 10)
    - BCC *vs.* Diurético ou Betabloqueador: RRR = não-significativo
    - IECA *vs.* BCC: RRR = não-significativo

    Evento: Doença coronariana
    - IECA *vs.* Diurético ou Betabloqueador: RRR = não-significativo
    - BCC *vs.* Diurético ou Betabloqueador: RRR = não-significativo
    - IECA *vs.* BCC: RRR = não-significativo

    Evento: Insuficiência cardíaca
    - IECA *vs.* Diurético ou Betabloqueador: RRR = não-significativo
    - Diurético ou Betabloqueador *vs.* BCC: RRR = 33% (IC 95%: 21 a 47)
    - IECA *vs.* BCC: RRR = 18% (IC 95%: 8 a 27)

    Eventos cardiovasculares maiores
    - IECA *vs.* Diurético ou Betabloqueador: RRR = não-significativo
    - BCC *vs.* Diurético ou Betabloqueador: RRR = não-significativo
    - IECA *vs.* BCC: RRR = não-significativo

    Evento: Mortalidade cardiovascular
    - IECA *vs.* Diurético ou Betabloqueador: RRR = não-significativo
    - BCC *vs.* Diurético ou Betabloqueador: RRR = não-significativo
    - IECA *vs.* BCC: RRR = não-significativo

    Evento: Mortalidade total
    - IECA *vs.* Diurético ou Betabloqueador: RRR = não-significativo
    - BCC *vs.* Diurético ou Betabloqueador: RRR = não-significativo
    - IECA *vs.* BCC: RRR = não-significativo

- Os resultados deste estudo demonstram, então, que não existem diferenças significativas entre os esquemas terapêuticos que utilizaram IECA, diurético, betabloqueador, BCC, exceto em relação à insuficiência cardíaca, quando o diurético ou betabloqueador ou o IECA mostraram expressivos valores de RRR. O diurético ou betabloqueador mostrou valor limítrofe de RRR em relação ao IECA no desenvolvimento de acidente vascular cerebral[53].

- Terapêutica anti-hipertensiva combinada[1,2,33]
    - A maioria dos pacientes com pressão arterial em níveis considerados como hipertensão vai, habitualmente, necessitar de 2 ou mais anti-hipertensivos para o controle da pressão.

- Essas associações de medicamentos anti-hipertensivos podem ser feitas pela administração de fármacos em separado, ou de associações em doses fixas.

- Estudos têm demonstrado que, em cerca de dois terços dos casos, a monoterapia não se mostrou suficiente para atingir uma redução esperada da pressão arterial. E, devido à necessidade de um controle cada vez mais rigoroso dos níveis pressóricos, percebe-se uma tendência atual para uma introdução mais precoce de terapêutica combinada de anti-hipertensivos, como primeira escolha, para pacientes com hipertensão em estágios 2 e 3 (Recomendação D).

- Com o tempo, depois de um longo período de pressão arterial controlada, pode ser tentada, de forma criteriosa, a redução progressiva das doses dos medicamentos.

- Como o tratamento da hipertensão arterial é crônico, é importante que o Sistema Único de Saúde mantenha uma disponibilidade contínua de fármacos de, pelo menos, quatro das classes de medicamentos anti-hipertensivos recomendados (Recomendação A).

- Quando a hipertensão se mostra resistente à associação de 2 medicamentos, podem ser associados três ou mais medicamentos, em que os diuréticos são de fundamental importância. Caso, ainda assim, a hipertensão permaneça resistente, pode-se tentar a adição de monoxidil ao esquema terapêutico.

- Em vários ensaios clínicos recentes, mais de 50% dos participantes tiveram que fazer uso de dois ou três medicamentos para alcançar o controle da hipertensão arterial. O estudo HOT – *Hypertension Optimal Treatment*[56], que avaliou várias drogas em associação, mostrou que para atingir uma pressão arterial diastólica abaixo de 90mmHg, 85mmHg, e 80mmHg, teve que ser utilizado esquema de associação de medicamentos em 62,9%, 68,3%, e 73,9%, respectivamente.

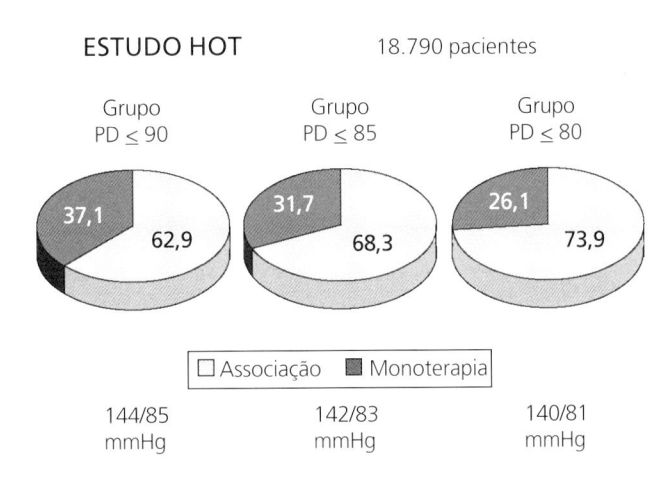

ESTUDO HOT   18.790 pacientes

Grupo PD ≤ 90	Grupo PD ≤ 85	Grupo PD ≤ 80
37,1 / 62,9	31,7 / 68,3	26,1 / 73,9
☐ Associação ■ Monoterapia		
144/85 mmHg	142/83 mmHg	140/81 mmHg

Hansson et al. *Lancet* 1998

- Quando a utilização de um medicamento em monoterapia não apresenta resultados satisfatórios, recomenda-se, então, a adição de uma segunda droga de classe diferente. Entretanto, quando a pressão arterial encontra-se mais de 20/10mmHg acima do objetivo a ser alcançado com o tratamento anti-hipertensivo, é recomendado iniciar o tratamento já com associação de anti-hipertensivos, de preferência que um dos anti-hipertensivos seja um tiazídico[2].
- É aconselhável cautela na utilização de associação de drogas em pacientes com disfunção autonômica, os diabéticos e idosos, devido ao risco de hipotensão ortostática.

• Algoritmo para o tratamento da hipertensão arterial[2]

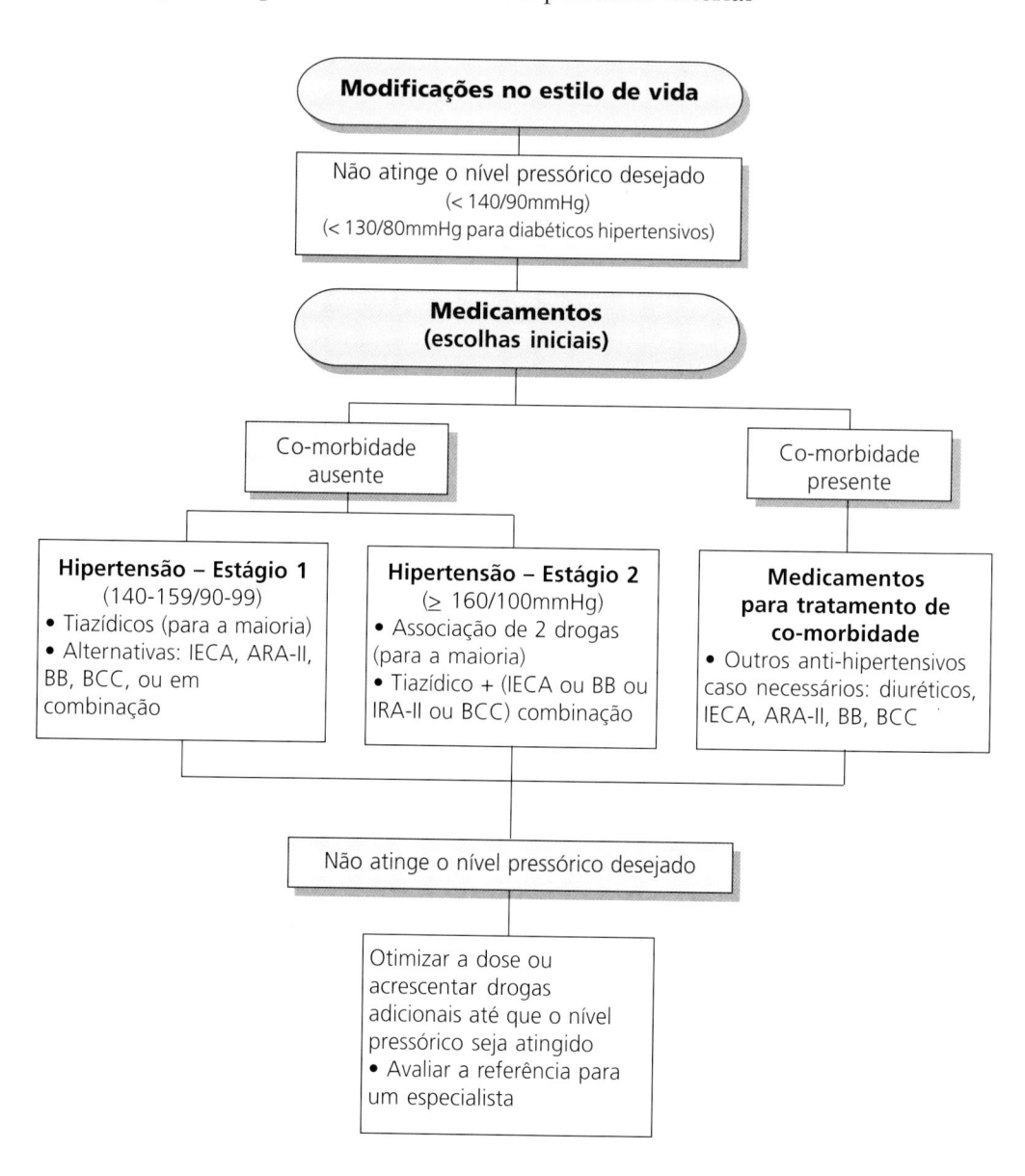

- Algumas associações de medicamentos têm sido questionadas, como, por exemplo, o betabloqueador com o IECA, já que nenhum estudo mostrou qualquer ganho na redução dos níveis pressóricos, exceto no período do pós-infarto do miocárdio.

- O estudo Athes, utilizando o ramipril e a hidroclorotiazida em associação fixa, mostrou uma superioridade significativa com esta associação, e com menos efeitos adversos[57].

- Entretanto, são necessários alguns requisitos para que uma combinação de medicamentos seja segura e eficaz. Estes são:

1. Os mecanismos de ação dos fármacos devem ser diferentes, mas complementares.

2. A eficácia anti-hipertensiva deve ser maior do que com os medicamentos isoladamente.

3. Deve ocorrer um somatório total ou parcial das propriedades de proteção tecidual das drogas.

4. Os efeitos hemodinâmicos e humorais devem ser minimizados, assim como os efeitos colaterais.

Comparação da associação de medicamentos com a monoterapia

Níveis de PA	Esquema de drogas	
	MONOTERAPIA	ASSOCIAÇÃO
↓ Redução do valor pressórico	4% a 5%	8% a 15%
↓ PA sistólica	↓ em 7 a 13mmHg	↓ em 12 a 22mmHg
↓ PA diastólica	↓ em 4 a 8mmHg	↓ 7 a 14mmHg

PA = 160/95mmHg.

Fonte: WORLD HEALTH ORGANIZATION & INTERNATIONAL SOCIETY OF HYPERTENSION – Guidelines for the management of hypertension. J. Hypertension, v.17, p. 151-183, 1999[31].

Complicações hipertensivas agudas[1,3]

Urgências hipertensivas

- São situações de elevação importante da pressão arterial, sem estarem presentes quadros clínicos agudos (obnubilação, vômitos, dispnéia, etc.), não representando risco imediato à vida ou dano imediato a órgãos-alvo, mas que necessitam de um controle da pressão arterial em poucas horas, dentro de um período de, no máximo, 24h, com monitorização inicial por 30 minutos.

   Exemplos: hipertensão perioperatória grave, hipertensão com edema de papila.

- Medicamentos a serem administrados: diurético de alça, betabloqueador, IECA, clonidina, bloqueador dos canais de cálcio.

   A nifedipina em administração sublingual é totalmente contra-indicada, nunca devendo ser utilizada.

Emergências hipertensivas[1,2,3]

- Consistem em elevação abrupta da pressão arterial, decorrentes de lesões em órgão-alvo em progressão (acidente vascular cerebral agudo, edema agudo de pulmão, dissecção da aorta, isquemia aguda do miocárdio – infarto agudo do miocárdio, crises repetidas de angina), requerendo redução imediata da pressão arterial, em menos de uma hora, ainda que não necessariamente a níveis normais, com o objetivo de prevenir ou limitar a lesão em órgãos-alvo.

- Habitualmente surge em pacientes com hipertensão crônica ou com níveis pressóricos menos elevados em pacientes com hipertensão arterial de início recente, como, por exemplo, na eclâmpsia, glomerulonefrite aguda, uso de drogas ilícitas (cocaína), e outras.

- Nestas emergências deve-se internar o paciente e iniciar, imediatamente, o tratamento com vasodilatadores por via endovenosa. E a redução dos níveis pressóricos na fase aguda do acidente vascular cerebral deve ser gradativa e cuidadosa, de forma a evitar reduções bruscas e excessivas, que resultariam em uma conseqüente piora da irrigação cerebral. Estes medicamentos são: nitroprussiato de sódio, hidralazina, diazóxido, nitroglicerina (Recomendação C).

- Inicialmente, busca-se reduzir a pressão arterial média em não mais do que 25% na primeira hora, e depois alcançar uma pressão de até 160/100mmHg, nas próximas duas a seis horas, evitando sempre as quedas excessivas que possam precipitar isquemia cerebral, miocárdica ou renal.

- Deve-se monitorar a pressão arterial em intervalos de 15 a 30 minutos; e se esta permanecer maior que 180/120mmHg, deve-se administrar um dos medicamentos orais que sejam adequados ao paciente em questão.

- Lembrar de abordar outras possíveis causas de elevação dos níveis pressóricos, tais como dor ou distensão vesical.

  Obs.: A hidralazina está contra-indicada nos casos de isquemia miocárdica aguda e de dissecção aguda da aorta, devido à indução simpática que ela promove, com taquicardia e aumento da pressão de pulso. Nestes casos, está indicado o uso de betabloqueadores e de nitroglicerina (Recomendação C).

POPULAÇÕES E SITUAÇÕES ESPECIAIS[3,1,33,2,42]

NEGROS E MULATOS

A prevalência de hipertensão arterial nos negros é maior quando comparados aos brancos, surgindo mais cedo e com níveis pressóricos muito mais elevados. Em relação aos brancos, os negros possuem ainda taxas maiores de hipertensão no estágio 3, acarretando uma maior carga de complicações desta doença. Esse início mais precoce e a maior taxa de hipertensão no estágio 3, faz que a hipertensão arterial nos negros se acompanhe de uma taxa de mortalidade por acidente vascular cerebral 80% maior, de mortalidade por doença cardíaca 50% maior, e de doença renal terminal, relacionada à hipertensão, 320 vezes maior do que a observada na população geral.

Comparados aos brancos, os negros que recebem tratamento adequado atingirão reduções gerais semelhantes dos níveis de pressão arterial e podem apresentar uma menor incidência de doença cardiovascular. Como entre os negros existe uma elevada prevalência de outros fatores de risco cardiovasculares, além de apresentarem uma responsividade boa à redução na ingestão de sal, as modificações no estilo de vida são particularmente importantes. Por apresentarem uma maior prevalência de hipertensão no estágio 3, muitos dos hipertensos negros requerem a associação de vários fármacos.

Segundo o estudo Hypertension in African Americans Working[58], os negros apresentam uma maior prevalência de hipertensão arterial e pior evolução cardiovascular e renal do que os brancos. As crianças apresentam hipertensão em uma idade mais precoce do que as brancas. Também apresentam taxas mais elevadas de morte por doença cardiovascular, acidente vascular cerebral, cardiopatias relacionadas com hipertensão arterial, insuficiência cardíaca, diabetes tipo 2, nefropatia hipertensiva e doença renal em estágio terminal. O nível considerado ideal para a manutenção da pressão arterial em afro-americanos hipertensos em tratamento seria $\leq 130/80mmHg$, e o nível ótimo $\leq 120/80mmHg$. Os negros são mais sensíveis ao sódio.

No Brasil, a prevalência e gravidade da hipertensão arterial são maiores nos negros, devido a fatores étnicos e/ou socioeconômicos (Recomendação B). No Brasil, predominam os mulatos, que podem apresentar diferenças em relação aos negros quanto às características da hipertensão; entretanto, não existem evidências de diferença na ação das classes de medicamentos anti-hipertensivos em nossa população.

Medicamentos

Ensaios clínicos randomizados para grupos de comparação mostraram que os diuréticos, assim como ocorre nos indivíduos da raça branca, reduzem, também, a morbidade e mortalidade da hipertensão nos negros, e dessa forma, esta classe de anti-hipertensivos deve ser agente de primeira escolha na ausência de condições que impeçam o seu uso.

Também se mostraram eficazes na redução da pressão arterial os bloqueadores de canais de cálcio e os alfabloqueadores.

Já a monoterapia com betabloqueadores, IECA ou ARA-II se mostrou menos eficaz entre os negros. Entretanto, a associação de diuréticos a estes medicamentos aumenta a resposta de forma significativa. Ainda assim, estes medicamentos são indicados, independentemente da etnia, quando os pacientes possuem outras indicações específicas (betabloqueadores para angina ou pós-infarto do miocárdio, IECA para nefropatia diabética ou disfunção sistólica do ventrículo esquerdo).

Resumindo: os negros apresentam uma resposta reduzida à monoterapia com BB, IECA, ou ARA-II em comparação aos diuréticos ou BCC. Entretanto, essa desvantagem pode ser eliminada com a associação destas drogas com um diurético.

Monoterapia

Se o nível da pressão arterial a ser alcançado for $\leq 130/80$mmHg, em hipertensos com pressão arterial $\leq 155/100$mmHg, e sem tratamento medicamentoso, iniciar com uma das seguintes classes de medicamentos: diurético tiazídico, betabloqueadores, bloqueadores de canais de cálcio, inibidores da ECA.

Entretanto, como monoterapia, ou sem a associação com um diurético, os betabloqueadores, inibidores da ECA e antagonistas AT_1 não conseguem reduzir a pressão arterial na mesma extensão em negros, como ocorre nos brancos. Como monoterapia, os diuréticos tiazídicos e os bloqueadores de canais de cálcio apresentam uma maior eficácia na redução da pressão arterial nos negros hipertensos, do que as outras classes de medicamentos.

No estudo ALLHAT, a clortalidona ou a amlodipina se mostraram superiores ao lisinopril, na eficácia em reduzir a pressão arterial em hipertensos negros[37].

Associação de medicamentos

- De uma forma geral, todas as classes de drogas são efetivas nos negros, não devendo ser considerada a raça, por si mesma, uma razão para evitar o uso de certas classes de anti-hipertensivos.
- Hipertensos negros com pressão arterial sistólica ≥ 15mmHg ou diastólica ≥ 10mmHg acima do nível considerado ideal devem receber tratamento medicamentoso inicial com esquema de associação de classes de drogas.
- Nos casos de hipertensos negros sem tratamento, com pressão arterial $> 155/100$mmHg, e cujo nível a ser alcançado é $\leq 140/90$mmHg, deve ser

iniciado um tratamento com combinação de medicamentos que inclua, pelo menos, duas classes de drogas. Também, deve ser iniciado o esquema de associação de medicamentos para os pacientes com pressão arterial > 145/90mmHg, e cujo nível a ser alcançado é ≤ 130/80mmHg.

- A adição de um segundo medicamento em doses baixas (ex., um diurético ou um bloqueador de canais de cálcio) promove uma redução adicional suficiente da pressão arterial em hipertensos negros já em uso de betabloqueadores, inibidores da ECA e ARA-II.

- Regimes sugeridos de associação de classes de medicamentos:

  > Betabloqueador + diurético
  > Inibidor da ECA + diurético
  > Inibidor da ECA + diurético
  > Inibidor da ECA + bloqueador de canais de cálcio
  > ARA-II + diurético

- Caso a associação de dois medicamentos não conseguir atingir o nível de pressão arterial desejado, deve-se acrescentar um terceiro medicamento, de classe diferente.

Medicamentos

Comentários e recomendações relativos a hipertensos da raça negra[58]

Diuréticos tiazídicos
- Evitar doses elevadas.
- Efeito potencial para disfunção erétil, hipocalemia (especialmente se não houver restrição de sódio).
- Redução da eficiência à medida que a taxa de filtração glomerular vai declinando.
- Baixo custo e bem tolerado.
- Devem ser prescritos como monoterapia ou em associação para quase todos os hipertensos negros.
- Eficácia no controle dos níveis pressóricos e redução na incidência de acidente vascular cerebral e eventos cardíacos isquêmicos em negros americanos com hipertensão sistólica isolada e insuficiência cardíaca.
- Os benefícios da clortalidona foram bem estabelecidos no estudo ALLHAT[37].

Diuréticos de alça
- Devem ser administrados 2-3 vezes ao dia para controlar o volume circulante.
- Risco aumentado de hipovolemia e hipocalemia.
- Evitar em hipertensos com função renal normal.
- Indicados em hipertensos com disfunção renal (creatinina sérica > 2,0mg/dl em homens e > 1,8mg/dl em mulheres).

Betabloqueadores

- Indicados após infarto do miocárdio (imediatamente após e a longo prazo).
- Como monoterapia, mostraram-se menos eficazes em controlar os níveis pressóricos em hipertensos negros, comparados aos brancos.

Bloqueadores de canais de cálcio

- Assim como para os hipertensos brancos, também para os negros, os medicamentos de curta ação são contra-indicados.
- Os não-diidropiridinas apresentam um potencial para distúrbios da condução cardíaca, constipação e interações medicamentosas indesejáveis.
- As diidropiridinas constituem potentes vasodilatadores promovendo uma redução eficaz da pressão arterial.
- A eficácia e os benefícios dos bloqueadores de canais de cálcio nos hipertensos negros encontram-se bem estabelecidos na literatura científica, promovendo uma redução significativa na incidência de acidente vascular cerebral e eventos cardiovasculares, além de benefícios para o sistema renal nesses hipertensos. A amlodipina apresenta um efeito nefroprotetor menor do que o oferecido pelos inibidores da ECA.

Inibidores da ECA

- Boa tolerância, exceto por uma tosse seca em alguns pacientes. O angioedema é raro. Ambos são mais freqüentes em hipertensos negros do que em brancos.
- Como monoterapia, mostraram-se menos eficazes em controlar os níveis pressóricos em hipertensos negros, comparados aos brancos.
- Indicados na prevenção de eventos cardiovasculares e proteção de órgãos-alvo em pacientes com diabetes, insuficiência cardíaca, pós-infarto agudo do miocárdio, nefropatia diabética. Forte evidência de proteção de órgãos-alvo.

Antagonistas dos receptores de angiotensina II (ARA-II)

- Boa tolerância.
- Evidências de benefícios de proteção de órgãos-alvo em pacientes com nefropatia diabética ou insuficiência renal precoce. Também apresentam benefícios para hipertensos com insuficiência cardíaca.
- Existem alguns pequenos estudos mostrando eficácia na manutenção de níveis de pressão adequados, em hipertensos negros, especialmente em combinação com hidroclorotiazida.

CRIANÇAS E ADOLESCENTES

É obrigatória a medida anual da pressão arterial, em consultório, a partir dos 3 anos de idade. Recomenda-se, também, a medida rotineira da pressão arterial no ambiente escolar.

Como regra geral, o tratamento com medicamentos só deverá ser iniciado em crianças com hipertensão significativa ou grave, persistente e refratária ao tratamento não-medicamentoso. Fora estes casos, o tratamento deve ser iniciado com medidas higiênico-dietéticas, modificando os hábitos de vida deletérios. O tratamento medicamentoso prolongado poderá quase sempre ser evitado em crianças com pressão arterial diastólica menor que 90mmHg antes dos 12 anos ou menor que 100mmHg em maiores de 12 anos.

Como o conhecimento sobre a farmacocinética dos eventos anti-hipertensivos na criança ainda é incompleto, as doses dos medicamentos são freqüentemente inferidas da experiência com adultos e, por isso, a definição da dose adotada, assim como o seu ajuste, devem ser criteriosos.

O tratamento medicamentoso prolongado da hipertensão leve a moderada na criança é controverso, sendo mais empregado nos casos de hipertensão secundária.

Vários aspectos do tratamento farmacológico da hipertensão arterial na criança não têm ainda resposta. Não existem estudos prospectivos de longo prazo que nos esclareça se os efeitos colaterais de um tratamento medicamentoso prolongado não seriam mais deletérios que os efeitos da própria hipertensão: se além dos efeitos colaterais bem conhecidos no adulto, não existiriam também outros possíveis efeitos colaterais próprios da criança, tais como repercussões sobre o crescimento, o desenvolvimento psicomotor, performance escolar, e outros. Na verdade, ainda não existem estudos de seguimento prolongado com crianças portadoras de hipertensão arterial primária em tratamento medicamentoso prolongado.

Verificar fatores que possam estar determinando os níveis elevados de pressão arterial, tais como, a ingestão abusiva de álcool, uso de drogas ilícitas, utilização de hormônios esteróides, hormônio do crescimento, anabolizantes e anticoncepcionais orais.

O objetivo do tratamento é alcançar valores de pressão arterial sistólica e diastólica abaixo do percentil 95 em relação ao gênero, altura e idade.

O tratamento não-medicamentoso é obrigatório a partir do percentil 90 de pressão sistólica/diastólica, com ênfase na adoção de medidas higiênico-dietéticas, em âmbito familiar.

A escolha da classe do anti-hipertensivo, segue os critérios utilizados para o adulto, exceto no caso de adolescentes femininas sexualmente ativas ou grávidas, quando, então, deve-se evitar a utilização de IECA ou antagonistas do receptor ARA-II, exceto quando houver indicação absoluta.

Outras precauções e contra-indicações são semelhantes às do uso em adultos.

O captopril pode ser administrado em uma dose inicial baixa, ajustada até 0,5 a 1mg/kg/dose a cada 8 ou 12 horas.

Em relação às urgências/emergências hipertensivas, pode-se considerar como críticos os níveis pressóricos 30mmHg, acima do percentil 95 para altura/gênero/idade ou acima de 180mmHg de pressão sistólica e 110 ou 120 de pressão diastólica em qualquer idade, logicamente, mantendo os critérios clínicos utilizados para o adulto. Devemos nos lembrar que a gravidade das manifestações depende mais da velocidade que ocorreu o aumento da pressão do que dos níveis pressóricos atingidos. Os medicamentos recomendados são os mesmos utilizados para o tratamento destas situações em adultos.

CONTRACEPTIVOS ORAIS

A hipertensão arterial é duas a três vezes mais comum em mulheres usuárias de contraceptivos orais, especialmente entre as mais idosas e obesas.

Caso surja hipertensão arterial concomitante ao uso de contraceptivo oral, seu uso deve ser interrompido, o que geralmente normaliza a pressão arterial em alguns meses. Entretanto, se persistirem níveis pressóricos elevados e se os riscos da gravidez forem considerados maiores do que os riscos da hipertensão, e outros métodos contraceptivos não forem adequados, os contraceptivos orais deverão ser mantidos, e o tratamento para a hipertensão iniciado.

Recomenda-se prescrever o contraceptivo oral por não mais do que um suprimento de seis meses por vez, com medida da pressão arterial a cada semestre.

HIPERTENSÃO NA GRAVIDEZ

Habitualmente, ocorre um quadro de hipertensão relevante em 10% das grávidas.

Hipertensão crônica é quando ela surge antes da gravidez, ou é diagnosticada antes da 20ª semana de gestação.

Duas formas de hipertensão podem complicar a gravidez: a hipertensão crônica, já preexistente, e a hipertensão induzida pela gravidez (pré-eclâmpsia/eclâmpsia), que podem ocorrer de forma isolada ou associadas.

Nos casos de hipertensão crônica na gravidez, o objetivo do tratamento dessas mulheres é minimizar os riscos a curto prazo da pressão arterial elevada para a mãe, evitando que, ao mesmo tempo, o tratamento possa comprometer o bem-estar do feto.

Se já vinham sendo utilizados antes da gravidez, os diuréticos e a maioria dos anti-hipertensivos podem ser mantidos, exceto os IECA e os antagonistas do receptor ARA-II, que podem causar problemas neonatais graves, incluindo insuficiência renal e óbito, quando utilizados durante os últimos dois trimestres da gravidez.

Os contracepitivos orais podem levar a um aumento na pressão arterial, e o risco de hipertensão aumenta com a duração do uso.

Medicamentos

- A metildopa, o pindolol e a hidralazina são os medicamentos preferidos devido à segurança ao feto. Já os IECA e ARA-II devem ser evitados em mulheres com probabilidade de engravidar pela ação teratogênica.
- A metildopa, avaliada de forma extensiva, tem sido amplamente recomendada para mulheres cuja hipertensão arterial foi diagnosticada primeiramente durante a gravidez.
- Os betabloqueadores como o pindolol têm se mostrado tão eficazes quanto a metildopa, sendo considerados seguros nos últimos meses da gravidez. Entretanto, a sua administração no início da gravidez pode se associar a um retardo de crescimento do feto.

Pré-eclâmpsia

Trata-se de condição específica da gravidez que deve ser tratada em hospital especializado, ocorrendo principalmente durante a primeira gestação e após a 20ª semana de gestação, caracterizada pela presença de proteinúria, edema, ou ambos, e, às vezes, alterações da coagulação e das funções renal e hepática, que podem evoluir rapidamente para uma fase convulsiva, a eclâmpsia.

- Ensaios clínicos de longa duração não confirmaram o benefício de aspirina profilática em doses baixas e nem de suplemento de cálcio (em pacientes de alto risco e com ingestão baixa de cálcio) na prevenção da pré-eclâmpsia.
- A interrupção da gestação é o tratamento definitivo na pré-eclâmpsia, devendo ser considerado em todos os casos com maturidade fetal assegurada. Caso não haja ainda uma maturidade pulmonar fetal, pode-se tentar prolongar a gravidez, mas a interrupção deve ser indicada se houver deterioração materna ou fetal.
- Nessa condição, perante o quadro de hipertensão grave, o tratamento mais freqüentemente utilizado é a hidralazina endovenosa (5mg).
- O nitroprussiato de sódio pode ser utilizado, em raras circunstâncias, quando a hidralazina e a nifedipina não forem efetivas.

Fármacos anti-hipertensivos e o seu uso na gravidez, como medicamento de continuação de tratamento em mulheres com hipertensão arterial crônica (exceto os IECA e os antagonistas do receptor ARA-II)*

Fármaco sugerido	Comentários
Alfaagonistas centrais	A metildopa (Recomendação C) é o fármaco de escolha – recomendado pelo NHBPEP Working Group[59] Atenolol (Recomendação C) e o metroprolol (Recomendação C) parecem ser seguros e eficazes na fase tardia da gravidez
Betabloqueadores	O labetalol (Recomendação C) também parece ser eficaz (alfa e betabloqueadores)
Antagonistas do cálcio	Sinergismo potencial com sulfato de magnésio pode levar à hipotensão súbita (Recomendação C)
IECA, antagonistas do receptor AT$_1$	Pode haver anomalias fetais, incluindo o óbito; esses fármacos não devem ser usados na gravidez (Recomendação D)
Diuréticos	Os diuréticos (Recomendação C) são recomendados para a hipertensão crônica se prescritos antes da gestação, ou se as pacientes parecem sensíveis ao sal. Não são recomendados na pré-eclâmpsia
Vasodilatadores diretos	A hidralazina (Recomendação C) é o fármaco parenteral de escolha com base em sua longa história de segurança e eficácia (Recomendação C)

*NHBPEP working group in children and adolescents[59].

OBESIDADE

A hipertensão arterial se associa de forma independente e contínua com a obesidade (IMC ≥ 30kg/m^2). A hipertensão arterial é parte da denominada síndrome metabólica, caracterizada pela presença de três ou mais das seguintes condições: obesidade abdominal (cintura > 102cm em homens, e > 89cm em mulheres), intolerância à glicose (glicemia de jejum ≥ 110mg/dl), pressão arterial ≥ 130/85mmHg, hipertrigliceridemia (≥ 150mg/dl) ou HDL baixo (< 40mg/dl em homens e < 50mg/dl em mulheres).

Deve ser salientado o fato de que a medida da pressão arterial no obeso deve ser realizada com um manguito adequado ao valor da circunferência do braço, caso contrário, podem ocorrer medidas com resultados falso-positivos.

Entre os medicamentos que reduzem peso, o orlistat proporciona efeitos benéficos sobre o perfil metabólico e não interfere na pressão arterial, enquanto a sibutramina pode elevar a pressão arterial, devendo ser usada com cautela em hipertensos obesos sem tratamento anti-hipertensivo. Devem ser evitados os anorexígenos que contenham anfetaminas ou seus derivados e hormônios tireoidianos que podem causar elevações da pressão arterial.

Os IECA trazem benefícios importantes para os hipertensos obesos, pois aumentam a sensibilidade à insulina. Os bloqueadores de canais de cálcio apresentam neutralidade em relação ao metabolismo lipídico e glicídico.

HIPERTENSÃO NO IDOSO

Mecanismo: a perda natural da elasticidade dos grandes vasos faz que a pressão de pulso tenda a se elevar, aumentando a reflexão da onda de pulso e, conseqüentemente, o consumo de miocárdio, com a idade avançada.

As intervenções capazes de reduzir a pressão de pulso na aorta central podem acompanhar-se de significativa redução no risco de eventos. E, como nos idosos, a pressão arterial medida na artéria braquial guarda melhor correlação com a pressão de pulso nos grandes vasos, a redução da pressão arterial na vasculatura periférica promove um grande benefício para os pacientes idosos.

Tem sido relatado que uma pressão de pulso elevada (pressão arterial sistólica–pressão arterial diastólica), que indica uma redução da complacência vascular nas grandes artérias, pode ser um marcador ainda melhor do risco cardiovascular do que a pressão arterial sistólica ou a pressão arterial diastólica isoladamente.

O nível do componente sistólico da pressão arterial constitui o melhor preditor de eventos (coronariopatia, doença cardiovascular, acidente vascular cerebral, doença renal terminal e mortalidade por todas as causas), especialmente nas pessoas idosas.

Em pessoas com mais de 50 anos de idade, um valor de pressão arterial sistólica acima de 140mmHg constitui um fator de risco cardiovascular muito mais importante do que a pressão diastólica[2].

A hipertensão primária constitui a forma mais comum de hipertensão em idosos. Entretanto, devem ser pesquisadas certas causas identificáveis de hipertensão (aterosclerose, hipertensão renovascular, aldosteronismo primário, etc.) que podem ocorrer mais freqüentemente em indivíduos mais velhos, especialmente naqueles cuja hipertensão surgiu pela primeira vez após os 60 anos de idade, ou que é resistente ao tratamento.

Precauções

- A medida da pressão arterial deve ser realizada com cuidado especial nos idosos, pois alguns deles podem apresentar uma pseudo-hipertensão (falso-positivos) devido ao aumento da rigidez vascular.
- Os idosos, especialmente mulheres, podem apresentar a "hipertensão do jaleco branco" e uma variabilidade excessiva da pressão arterial sistólica. Nestes casos, recomenda-se que as leituras da pressão arterial sejam realizadas fora do ambiente do consultório. Este tipo de "hipertensão" está presente em 20% dos hipertensos, estando associado com um risco cardiovascular menor do que o associado com a hipertensão sustentada, mas pode ser um precursor de hipertensão sustentada, e, portanto, necessita de monitorização.
- Como os hipertensos idosos são mais propensos a apresentar quadros de hipotensão ortostática, a medida da pressão arterial deve ser realizada

com o paciente de pé, assim como sentado ou deitado. Uma redução da pressão sistólica acima de 10mmHg ao assumir a posição supina, acompanhada de tonteira, é indicativo deste fenômeno.

Medicamentos

- Assim como ocorre com os hipertensos jovens, também em relação ao idoso, o tratamento deve ser iniciado com modificações no estilo de vida. Os hipertensos mais velhos respondem bem a uma pequena redução do sal e à redução do excesso de peso. Não se conseguindo alcançar o nível pressórico desejado, então, inicia-se o tratamento medicamentoso.
- Vários ensaios clínicos de longa duração têm mostrado de forma definitiva que o tratamento dos idosos trazem benefícios importantes, reduzindo a incidência de acidente vascular cerebral, coronariopatia, doenças cardiovasculares, insuficiência cardíaca e mortalidade.
- Como uma regra geral, a dose inicial do medicamento deve ser aproximadamente a metade da utilizada nos hipertensos mais jovens.
- Como têm se mostrado eficazes na redução da morbidade e mortalidade em hipertensos idosos, em vários ensaios clínicos, os diuréticos tiazídicos, ou associação de tiazídicos com betabloqueadores, são as classes de anti-hipertensivos recomendadas. Comparados com os betabloqueadores (atenolol), os diuréticos (hidroclorotiazida associada ao cloridrato de amilorida) mostraram-se superiores. Os diuréticos têm sido preferidos por apresentarem redução significativa de eventos de múltiplos desfechos.
- Aqueles fármacos que exacerbam as alterações posturais da pressão arterial, como os alfabloqueadores e diuréticos em doses elevadas, ou que podem causar disfunção cognitiva (alfa-2-agonistas centrais), devem ser utilizados com cautela.

O nível de pressão a ser alcançado com o tratamento deve ser o mesmo daquele recomendado para os hipertensos jovens, isto é, redução até 140/90mmHg, embora possa ser necessária uma meta provisória, de pressão arterial sistólica de 160mmHg, nos pacientes com hipertensão sistólica marcante. Qualquer redução da pressão arterial é benéfica, e quanto mais perto do normal, maior o benefício.

HIPERTENSOS COM DOENÇAS CARDIOVASCULARES COEXISTENTES[3,1,33,44]

HIPERTENSOS COM DOENÇA CEREBROVASCULAR

A doença cerebrovascular evidente constitui uma indicação de tratamento anti-hipertensivo, entretanto, na fase aguda do acidente vascular cerebral, imediatamente após a ocorrência de um infarto cerebral isquêmico, recomenda-se suspender o tratamento até que a situação se estabilize, exceto na situação em que a pressão arterial esteja muito elevada. Assim, torna-se prudente retardar o início do tratamento anti-hipertensivo até que haja estabilização do quadro clínico inicial. A terapêutica deve ser instituída imediatamente nos seguintes casos (Recomendação D):

- Condições clínicas específicas.
- Isquemia miocárdica.
- Insuficiência renal e cardíaca.
- Dissecção de aorta.
- Os pacientes com acidente vascular cerebral isquêmico agudo, tratados com agentes fibrinolíticos, necessitam de monitorização da pressão arterial, especialmente nas primeiras 24 horas após o início do tratamento. Valores de pressão arterial sistólica e diastólica iguais ou maiores que 180mmHg (pressão arterial sistólica) e 105mmHg (pressão arterial diastólica) podem ser controlados com agentes intravenosos e monitorização cuidadosa da piora do estado neurológico. Após a fase aguda, os hipertensos devem ser mantidos com níveis de pressão arterial a 140/90mmHg.

A redução dos níveis da pressão arterial deve ser gradual e cuidadosa nos idosos com acidente vascular cerebral ou acidente isquêmico transitório, e nos que apresentam estenose ou oclusão das artérias cervicais ou intracranianas, devido ao risco da redução da perfusão cerebral (Recomendação A). Deve-se evitar, portanto, quadro de hipotensão ortostática.

HIPERTENSOS COM DOENÇA CORONARIANA

Estes pacientes possuem risco elevado de morbidade e mortalidade cardiovascular. Portanto, é muito importante o controle de outros fatores de risco, assim como a utilização de ácido acetilsalicílico (Recomendação A).

Recomenda-se evitar a redução muito rápida da pressão arterial, particularmente quando causa taquicardia reflexa, como ocorre com o uso de hidralazina.

A pressão arterial deve ser reduzida até 140/90mmHg, ou até valores mais baixos, se desejável, caso a angina persista.

Certos hipertensos, especialmente com hipertrofia ventricular esquerda grave, podem apresentar quadro de angina sem aterosclerose coronária evidente, provavelmente devido a um desequilíbrio entre o suprimento e a demanda miocárdica de oxigênio, ocasionado em parte devido às alterações da microcirculação coronariana. Nestes casos, o tratamento deve ser direcionado ao controle da pressão arterial, à reversão da hipertrofia do ventrículo esquerdo e para evitar a taquicardia, que exacerbaria o desequilíbrio oferta-demanda.

Medicamentos

- Pela sua ação antiisquêmica, os betabloqueadores constituem a classe de anti-hipertensivos mais indicada nestes casos (angina, infarto).
- Nos pacientes que já tiveram infarto agudo do miocárdio (após o infarto), é indicado o uso do betabloqueador e IECA se houver disfunção sistólica (Recomendação A). Nestes casos devem ser evitados os betabloqueadores com atividade simpaticomimética intrínseca, pois estes podem aumentar o consumo de oxigênio pelo miocárdio.
- Caso os betabloqueadores se mostrem ineficazes ou contra-indicados, então pode-se, alternativamente, utilizar os bloqueadores dos canais de cálcio, como o verapamil e o diltiazem, que já se mostraram eficientes na redução de eventos cardíacos e da mortalidade após o infarto sem onda q e após o infarto agudo do miocárdio com preservação da função ventricular esquerda (hipertrofia ventricular esquerda). No infarto agudo do miocárdio sem onda q e com função sistólica preservada, tanto o diltiazem como o verapamil podem ser empregados (Recomendação A). Não devem ser utilizados bloqueadores dos canais de cálcio de ação curta (rápida) em hipertensos com comprometimento da circulação coronariana.

HIPERTENSOS COM HIPERTROFIA DO VENTRÍCULO ESQUERDO

A hipertrofia do ventrículo esquerdo constitui um fator de risco independente que aumenta o risco subseqüente de doença cardiovascular. A hipertrofia ventricular esquerda, uma adaptação cardíaca ao aumento da sobrecarga, imposto pelo aumento da pressão arterial, pode surgir em associação à hipertensão arterial, e constitui um indicador independente de risco cardiovascular (morte súbita, infarto do miocárdio, acidente vascular cerebral e outros eventos mórbidos e mortais).

Evidências têm mostrado que, com a exceção dos vasodilatadores diretos (hidralazina e minoxidil) e todas as outras classes de anti-hipertensivos, a redução de peso corporal e a redução na ingestão excessiva de sal são capazes de diminuir a massa ventricular esquerda e a espessura da parede do ventrículo esquerdo.

Entretanto, nenhum ensaio clínico controlado demonstrou que a reversão da hipertrofia do ventrículo esquerdo proporciona benefícios adicionais, além dos já proporcionados pela redução da pressão arterial.

Os IECA parecem ser a classe medicamentosa mais eficaz para a regressão da hipertrofia ventricular esquerda.

HIPERTENSOS COM INSUFICIÊNCIA CARDÍACA

A hipertensão arterial produz a alterações estruturais no ventrículo esquerdo (hipertrofia ventricular esquerda ou remodelamento ventricular esquerdo com dilatação), com ou sem isquemia coronária (aterosclerose coronariana), contribuindo para o desenvolvimento de insuficiência cardíaca com função sistólica preservada ou não. Alguns hipertensos desenvolvem insuficiência cardíaca com fração de ejeção normal, mas com disfunção diastólica.

O tratamento complementa-se com medidas de modificação do estilo de vida, entre eles, a redução da ingestão excessiva de sal, estímulo à atividade física regular e supervisionada.

O controle dos níveis elevados da pressão arterial com modificações de estilo de vida e uso de medicamentos anti-hipertensivos melhora a função miocárdica, previne e reduz a insuficiência cardíaca e a mortalidade cardiovascular.

Medicamentos

- Recomenda-se o uso de diuréticos para o controle da hipertensão arterial ou para evitar a retenção de água. Nem sempre será necessária a utilização de diuréticos de alça, a não ser em pacientes com insuficiência renal. A espironolactona, na dose de 25mg ao dia, em associação ao tratamento convencional da insuficiência cardíaca avançada (classes III e IV da New York Heart Association), tem reduzido a mortalidade (Recomendação A).
- Em caso de disfunção sistólica do ventrículo esquerdo:
    - → Terapêutica inicial: IECA, em doses plenas, ainda que a pressão arterial esteja controlada, devido à redução da morbimortalidade (Recomendação (A).
    - → Terapêutica adicional: hidroclorotiazida (Recomendação A), diurético de alça (Recomendação D).
    - → Terapêutica alternativa: em caso de intolerância aos IECA, deverão ser prescritos os antagonistas do receptor ARA-II da angiotensina II (Recomendação A).
    - → Se a pressão arterial permanece elevada após a administração dos IECA ou terapêutica alternativa, pode-se tentar a administração de betabloqueadores, carvedilol (Recomendação A), metoprolol (Recomendação A), bisoprolol (Recomendação A), ou bloqueadores de canais de cálcio, amlodipina (Recomendação A), felodipina (Recomendação B).

HIPERTENSOS COM OUTRAS DOENÇAS COEXISTENTES

PACIENTES COM DOENÇA RENAL PARENQUIMATOSA

A nefrosclerose hipertensiva encontra-se entre as causas mais comuns de doença renal progressiva, culminando com insuficiência renal crônica (Recomendação C), particularmente em negros. A hipertensão arterial constitui o principal fator para a progressão da doença e da insuficiência renal (Recomendação C), e a medida mais importante na tentativa de retardar a evolução deste processo é o controle estrito da pressão arterial. O nível da pressão arterial nesses pacientes é proporcional à deterioração da função renal, particularmente quando a pressão arterial diastólica estiver acima de 90mmHg.

- Pequenas elevações da creatinina sérica já indicam perda significativa da função renal. Assim, a avaliação laboratorial deve incluir, no mínimo, a creatinina e uréia plasmática, urinálise com pesquisa de hematúria e/ou proteinúria.

- Pacientes com proteinúria acima de 1,0g/dia e, principalmente, maior que 3,0g/dia apresentam uma menor taxa de declínio da função renal após a instituição de um tratamento anti-hipertensivo mais agressivo. A proteinúria acelera a deterioração da função renal.

- Segundo o estudo *Modification of Diet in Renal Disease Study* (MDRDS), os valores de pontos de corte de pressão arterial a serem alcançados na redução desta, em pacientes com insuficiência renal crônica (IRC), objetivando um retardamento da deterioração renal, seriam[60]:

  IRC + proteinúria < 1g/dia $\Rightarrow$ $\downarrow$ PA até abaixo de 130/80mmHg (Recomendação C)

  IRC + proteinúria $\geq$ 1g/dia $\Rightarrow$ $\downarrow$ PA até abaixo de 125/75mmHg (Recomendação C)

Medicamentos

- As diversas classes de anti-hipertensivos são efetivas, e, na maioria dos casos, pode ser necessária a utilização de muitos medicamentos associados.

Diuréticos
- Os diuréticos tiazídicos não são efetivos nos casos de insuficiência renal com creatinina sérica $\geq$ 2,5mg/d, quando então diuréticos de alça se tornam necessários. Se o paciente se mostrar resistente ao diurético de alça, a associação deste com um tiazídico de ação prolongada, como a metolazona, torna-se efetiva para o tratamento. Os diuréticos poupadores de potássio devem ser evitados em pacientes com insuficiência renal.

Inibidores da ECA

- Existem evidências que sugerem uma superioridade dos IECA em relação às outras classes de medicamentos, na eficiência em retardar a progressão da doença renal tanto em diabéticos como em não-diabéticos (Recomendação B). E este benefício tem sido verificado mesmo em indivíduos não-hipertensos.

- Os resultados benéficos do uso de IECA em pacientes com doença renal com ou sem diabetes, avaliados em ensaios clínicos, indicam a administração de IECA, tanto para controlar a hipertensão como retardar a insuficiência renal progressiva.

- Entretanto, em pacientes com creatinina sérica $\geq$ 3mg/dl e/ou em uso de diurético poupador de potássio, deve-se ter cautela na prescrição dos IECA, pelo risco maior de hiperpotassemia.

- Pode ser que ocorra redução transitória inicial da filtração glomerular durante os três primeiros meses do tratamento, à medida que ocorre a redução da pressão arterial. Entretanto, em pacientes euvolêmicos, se a creatinina aumentar 1mg/dl acima dos valores basais, os níveis de creatinina e do potássio devem ser novamente medidos após alguns dias e, se permanecerem persistentemente elevados, deve-se considerar a possibilidade de diagnóstico de estenose de artéria renal e suspender os IECA ou os antagonistas ARA-II, pois esses fármacos podem reduzir demais a perfusão renal em pacientes com estenose bilateral da artéria renal ou estenose da artéria renal causada por um rim solitário.

Antagonistas do receptor ARA-II da angiotensina II

- Ensaios clínicos mostraram que os ARA-II são medicamentos efetivos na redução do ritmo de progressão da nefropatia em diabetes do tipo 2 (Recomendação A).

Bloqueadores dos canais de cálcio

- Foi verificado, também, um efeito protetor renal em diabéticos com o uso do diltiazem e do verapamil (Recomendação C).

PACIENTES COM DOENÇA RENOVASCULAR

Entre a população hipertensa não-selecionada, a prevalência de doença renovascular gira em torno de 1% a 4%. A estenose da artéria renal pode associar-se a todos os estágios da hipertensão, sendo mais comumente encontrada na hipertensão do estágio 3 ou na hipertensão resistente e, quando bilateral, pode levar à diminuição da função renal.

Indicadores clínicos de probabilidade de hipertensão renovascular

Indicadores clínicos de probabilidade	Recomendação
Baixa (0,2%) Hipertensão limítrofe, leve ou moderada, não-complicada.	Acompanhamento clínico. Tratar fatores de risco.
Média (5% a 15%) Hipertensão grave ou refratária, hipertensão antes dos 30 anos ou acima dos 50 anos de idade, sopros abdominais ou lombares (particularmente se persistir na diástole), tabagismo, doença vascular aterosclerótica difusa evidente nas artérias coronárias, carótidas, cerebrais, assimetria de pulsos, insuficiência renal de causa incerta (especialmente com sedimento urinário normal), disfunção cardíaca inexplicada, resposta exacerbada a inibidor da ECA.	Urografia excretora, ultra-sonografia com Doppler de artérias renais, cintilografia renal com DTPA com captopril, angiorressonância com gadolíneo, tomografia helicoidal. **Estenose provável** Angiografia com ou sem intervenção — Acompanhamento clínico. Tratar fatores de risco
Alta (25%) Hipertensão acelerada/maligna ou resistente, hipertensão grave ou refratária com insuficiência renal progressiva, insuficiência renal aguda precipitada pelo uso de anti-hipertensivos - especialmente os IECA e ARA-II (elevação de creatinina), assimetria renal, assimetria de tamanho ou função renal.	Arteriografia com ou sem intervenção.

Fonte: FELDMAN RS, CAMPBELL N, LAROCHELE P, BOLLI P, BURGESS ED, et al. 1999 Canadian recommendations for the management of hypertension. CMAJ 1999, 161:S1-S22[61].

Tratamento

- O tratamento endovascular deve constituir a abordagem inicial, recomendando-se a angioplastia renal transluminal percutânea por balão em lesões fibrodisplásticas, lesões ateroscleróticas de terço médio/distal e arterites (Recomendação C). O implante de *stent* após a angioplastia, como medida adjuvante, é recomendado nas lesões ostiais, lesões calcificadas, ou na ocorrência de insucesso ou traumas com o uso do balão (Recomendação C). E ainda que muitos dos pacientes com estenose de artéria renal importante permaneçam estáveis por períodos prolongados, se a pressão arterial estiver bem controlada, pode ser necessária a realização de revascularização cirúrgica ou angioplastia renal transluminal percutânea por balão com colocação de *stent* na artéria renal visando a preservação da função renal.
- Assim que for atestada a inviabilidade renal, o tratamento de primeira escolha é a nefrectomia clássica ou laparoscópica.

PACIENTES COM *DIABETES MELLITUS*

A prevalência de hipertensão arterial em pessoas portadoras de *diabetes mellitus* é pelo menos duas vezes maior do que na população em geral. A prevalência de hipertensão arterial no diabético é 1,5 a 2,0 vezes maior do que no não-diabético.

A hipertensão arterial e o *diabetes mellitus* atuam como fatores multiplicativos para o risco de desenvolvimento de doença macro e microvascular, levando a um aumento ainda maior no risco de doença isquêmica coronariana, insuficiência cardíaca congestiva, acidente vascular cerebral, vasculopatia periférica e morte cardíaca. As doenças microvasculares, nefropatia e retinopatia, aumentam consideravelmente a morbimortalidade dos diabéticos hipertensos.

Em pacientes portadores de *diabetes mellitus* insulino-dependentes (tipo 1) a hipertensão arterial se associa à nefropatia diabética, quando, então, o controle dos níveis pressóricos torna-se crucial para retardar a perda de função renal. Já nos pacientes com diabetes não-insulino-dependentes (tipo 2), a hipertensão se associa à síndrome de resistência à insulina e ao alto risco cardiovascular, e, nestes casos, o tratamento não-farmacológico, com atividade física regular e dieta adequada, torna-se essencial para a redução da resistência à insulina. O controle do nível de glicemia contribui para a redução dos níveis pressóricos. A hipertensão arterial se associa ao diabetes tipo 1 somente quando surge albuminúria, nos estágios iniciais de nefropatia, enquanto no tipo 2 surge desde o início, ou até mesmo antes do diagnóstico do diabetes.

Pacientes obesos e hipertensos, geralmente, apresentam quadro de resistência à captação de glicose pelo músculo esquelético mediada pela insulina, podendo acarretar tanto um comprometimento da tolerância à glicose, quanto a evolução para o diabetes não-insulino-dependente. Tais distúrbios metabólicos, assim como a hipertensão arterial, respodem bem à perda de peso, aos exercícios físicos, aos agentes sensibilizadores da insulina, aos anti-hipertensivos vasodilatadores e a certos fármacos liporredutores.

Ensaios clínicos realizados em diabéticos hipertensos demonstram a importância da redução da pressão arterial sobre a morbimortalidade cardiovascular e as complicações microvasculares relacionadas ao diabetes (Recomendação A). De acordo com o estudo *UK Prospective Diabetes Study Group* (UKPDS), para cada redução de 10mmHg na pressão arterial sistólica em pacientes diabéticos, acarreta uma redução de risco de 12% para quaisquer complicações relacionadas ao diabetes, 15% para mortes ligadas ao diabetes, 11% para o infarto do miocárdio e 13% para complicações microvasculares. Segundo este estudo, o benefício obtido pela redução dos níveis pressóricos é ainda maior que o resultante de um rigoroso controle glicêmico.

Quanto de redução na pressão arterial?

Os níveis pressóricos devem ser reduzidos a níveis inferiores a 130/80mmHg (Recomendação A), e inferiores a 125/75mmHg, se houver proteinúria > 1g/24h.

Canadian Hypertension Guidelines[61]

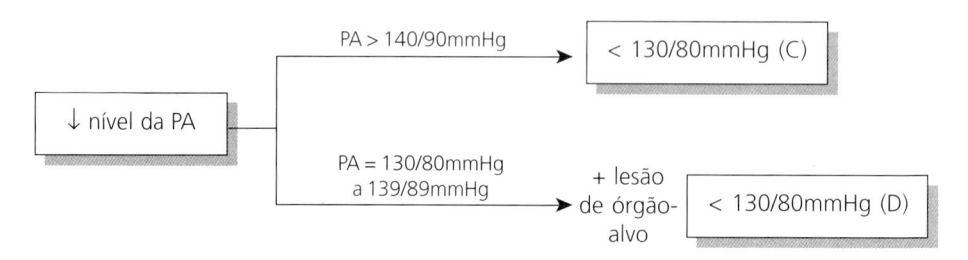

Com o intuito de detectar a presença de disfunção autônoma e hipotensão ortostática, a pressão arterial deve ser medida nas posições supina, sentada e ortostática, em todos os pacientes portadores de *diabetes mellitus*.

O tratamento medicamentoso anti-hipertensivo deve, evidentemente, ser iniciado juntamente com as modificações do estilo de vida, especialmente com a perda de peso.

Medicamentos

- Habitualmente é necessária a combinação de duas ou mais drogas para atingir o objetivo de uma pressão arterial abaixo de 130/80mmHg. As opções de associações são os bloqueadores de canais de cálcio, os antagonistas adrenérgicos e os vasodilatadores.
- Todas as classes de anti-hipertensivos podem ser utilizadas no hipertenso diabético. Os diuréticos tiazídicos, os betabloqueadores, os IECA, ARA-II, bloqueadores de canais de cálcio, mostraram-se benéficos em reduzir a incidência de doença cardiovascular e acidente vascular cerebral nestes pacientes.
- Deve-se dar preferência em teoria aos IECA, alfabloqueadores, bloqueadores dos canais de cálcio e diuréticos em baixas doses, devido ao menor número de efeitos adversos na hemostasia da glicose, no perfil lipídico e na função renal.
- Embora o uso de betabloqueadores em hipertensos aumenta o risco de desenvolvimento de diabetes (Recomendação A), e naqueles pacientes que já estão em uso de insulina podem prolongar a hipoglicemia e mascarar os sintomas de hipoglicemia. Ensaios clínicos têm mostrado que hipertensos diabéticos tratados com diuréticos e betabloqueadores apresentam uma redução semelhante ou até maior na incidência de coronariopatia e eventos cardiovasculares totais, quando comparados a pessoas sem diabetes.

- Os IECA e os ARA-II proporcionam um efeito favorável na redução da progressão da nefropatia diabética reduzindo a albuminúria, sendo que os ARA-II também reduzem a progressão para a macroalbuminúria. Os IECA não interferem no metabolismo glicêmico, reduzem a resistência à insulina e o risco de eventos cardiovasculares em hipertensos ou pacientes de elevado risco cardiovascular (Recomendação A), além de exercerem proteção renal em diabetes tipo 1 com nefropatia diabética (Recomendação A). Assim, em hipertensos diabéticos com nefropatia, deve-se dar preferência aos IECA, e se com estes surgirem efeitos colaterais ou forem contra-indicados, então pode-se considerar o uso dos ARA-II. Ensaios clínicos têm demonstrado nefroproteção em diabéticos do tipo 2, com o uso de ARA-II, bem como sido demonstrada proteção renal com o uso de bloqueadores de canais de cálcio.

O *Canadian Hypertension Guidelines*[61] sugere:

- Em hipertenso diabético, sem nefropatia e com menos de 60 anos de idade, o uso de IECA (Recomendação A). Como segunda escolha, os diuréticos tiazídicos em dose baixa (Recomendação B), bloqueador de canal de cálcio de ação prolongada (Recomendação B). Bloqueadores α-adrenérgicos e anti-hipertensivos de ação central deverão ser usados com cautela na presença de neuropatia autonômica (Recomendação C). Caso o paciente tenha mais de 60 anos, e seja portador de hipertensão sistólica isolada, recomenda-se o uso de hidroclorotiazida, ou bloqueador de canal de cálcio de ação prolongada – diidropiridina (Recomendação C).
- Hipertenso diabético, e com nefropatia (albuminúria > 300mg/dia), recomenda-se o uso de IECA (Recomendação A). Caso surjam efeitos colaterais com os IECA, estes podem ser substituídos por ARA-II (Recomendação D).

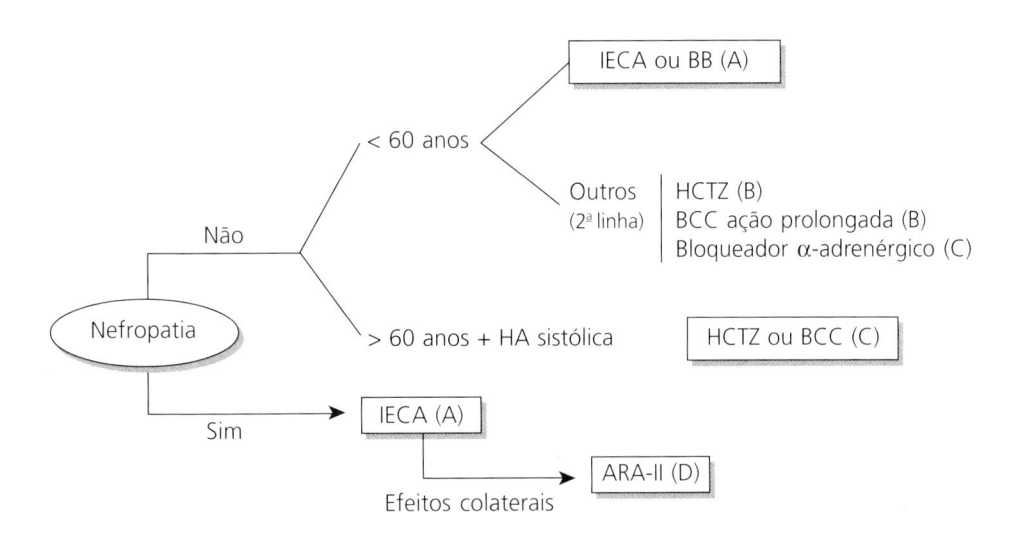

- Se a monoterapia com estes medicamentos de primeira linha não for eficiente, contra-indicada ou associada a efeitos colaterais adversos, considerar as seguintes opções:

  → Associar um bloqueador de canal de cálcio a um IECA (Recomendação B). Pode-se também associar um diurético tiazídico em dose baixa a um IECA sem prejuízo em relação à albuminúria (Recomendação B).

  → Em pacientes com insuficiência renal pode ser necessário o uso de um diurético de alça para controlar o volume sangüíneo e a pressão arterial (Recomendação C).

  → O tiazídico pode ser substituído pela indapamida que reduz a microalbuminúria (Recomendação C).

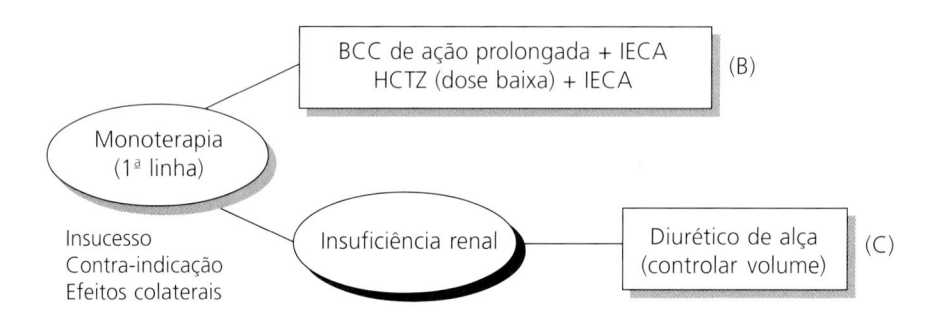

RESUMO

Evidências oriundas de ensaios clínicos e diretrizes para recomendações ao uso das várias classes de medicamentos anti-hipertensivos, em pacientes com co-morbidades[2]

As recomendações abaixo são baseadas em evidências de benefícios alcançados com o uso destas drogas nas situações específicas listadas, oriundas de ensaios clínicos.

Indicações	Drogas recomendadas						Ensaios clínicos
	Diurético	BB	IECA	ARA-II	BCC	Antagonista aldosterona	
ICC	X	X	X	X		X	ACC/AHA, Heart Failure Guideline, MERIT-HF, COPERNICUS, CIBIS, SOLVD, AIRE, TRACE, ValHEFT, RALES[62-68]
Pós-IAM		X	X			X	ACC/AHA, Post-MI Guideline, BHAT, SAVE, Capricorn, EPHESUS[69-72]
Risco elevado de coronariopatia	X	X	X		X		ALLHAT, ANBP$_2$, LIFE, CONVINCE, HOPE[37,38,51,73,74]
Diabetes mellitus	X	X	X	X	X		NKF-ADA Guideline, UKPDS, ALLHAT[37,50]
Nefropatia crônica			X	X			NKF-ADA Guideline, Captopril Trial, RENAAL, IDNT, REIN, AASK[75-78]
Prevenção de AVC recorrente	X		X				PROGRESS[47]

HIPERTENSÃO RESISTENTE[2]

A hipertensão resistente é definida como o insucesso em alcançar o nível pressórico considerado adequado ao paciente que está tomando todas as doses de um tratamento com associação de três medicamentos, incluindo um diurético.

Após excluir a posibilidade de causas identificáveis de hipertensão, o médico deve investigar cuidadosamente as razões pelas quais o paciente não consegue atingir nível pressórico adequado.

As causas mais comuns de hipertensão resistente são:
- Técnica inapropriada de mensuração da pressão arterial.
- Sobrecarga de volume e pseudotolerância:
     ingestão excessiva de sódio;
     retenção de volume por doença renal;
     terapêutica diurética inadequada.

- Não aderência e doses inadequadas.

- Hipertensão induzida por drogas e outras causas:
     associações inapropriadas de anti-hipertensivos;
     uso de antiinflamatórios não-esteróides, inibidores da ciclo-oxigenase 2;
     cocaína, anfetaminas, e outras drogas ilícitas;
     simpaticomiméticos como descongestionantes e anoréticos;
     contraceptivos orais;
     ciclosporina;
     eritropoetina.

- Condições associadas:
     obesidade;
     ingestão excessiva de álcool.

Fármacos e drogas com potencial para indução de hipertensão[1]

Classe	Efeito pressor/freqüência	Ação sugerida
Imunossupressores		
Ciclosporina,tacrolimus Glicocorticóide	Intenso e freqüente	Inibidor da ECA e antagonista de canal de cálcio (nifedipina/ amlodipina). Ajustar nível sérico. Reavaliar opções.
Antiinflamatórios não-esteróides		
Inibidores da ciclooxigenase-1	Eventual, muito relevante com uso contínuo	Observar função renal e informar efeitos adversos
Anorexígenos/sacietógenos		
Anfepramona e outros Sibutramina Vasoconstritores	Intenso e freqüente Moderado, mas pouco relevante Variável, mas transitório	Suspensão ou redução de dose Avaliar a redução da pressão arterial obtida com a redução de peso Usar por tempo determinado
Hormônios		
Eritropoetina Anticoncepcionais orais Hormônio de crescimento (adultos)	Variável e freqüente Variável, prevalência de hipertensão até 5% Variável, uso cosmético	Avaliar hematócrito e dose Avaliar a substituição do método com especialista Suspensão
Antidepressivos		
Inibidores da mono- aminoxidase Tricíclicos	Intenso, infreqüente Variável e freqüente	Abordar como crise adrenérgica Abordar como crise adrenérgica; vigiar interações medicamentosas
Drogas ilícitas e álcool	Importância contemporânea	Solicitar especialista em fármaco-dependência
Anfetaminas, cocaína e derivados Álcool	Efeito agudo, intenso; dose-dependente Variável e dose-dependente; muito prevalente	Abordar como crise adrenérgica Vide tratamento não- farmacológico, pág. 24

HIPERTENSÃO SECUNDÁRIA

Causas identificáveis de hipertensão arterial (hipertensão arterial secundária)[2]

- Apnéia do sono.
- Uso de drogas indutoras de hipertensão (contraceptivo oral hormonal, entre outros).
- Doença renal crônica.
- Hiperaldosteronismo primário.
- Doença renovascular.
- Terapia a longo prazo com esteróides e síndrome de Cushing.
- Feocromocitoma.
- Coarctação da aorta.
- Doenças da tireóide ou paratireóide.

Indícios sugestivos de hipertensão secundária[1]

- Início da hipertensão antes dos 30 anos ou após os 50 anos de idade.
- Hipertensão arterial grave (estágio 3) e/ou resistente à terapia.
- Tríade do feocromocitoma: palpitações, sudorese e cefaléia em crises.
- Uso de fármacos e drogas que possam elevar a PA.
- Fácies ou biótipo de doença que cursa com hipertensão: doença renal, hipertireoidismo, acromegalia, síndrome de Cushing.
- Presença de massas ou sopros abdominais.
- Assimetria de pulsos femorais.
- Aumento da creatinina sérica.
- Hipopotassemia espontânea (< 3,0mEq/L).
- Exame de urina anormal (proteinúria ou hematúria).

CONCLUSÃO

SUMÁRIO DA TERAPÊUTICA

As estratégias do tratamento medicamentoso da hipertensão arterial à luz dos resultados de dois últimos importantes grandes ensaios clínicos – ALLHAT e ANBP2[37,38], permitiram uma síntese de recomendações:[79]

Hipertensos sem condições clínicas associadas

- Monoterapia
  - Diurético
    Em hipertensos, até o estágio 1 e sem complicações, iniciar o tratamento com um diurético em doses baixas, evitando os efeitos colaterais.
- Associação
  - Diurético + betabloqueador
  - Diurético + inibidor da ECA

Hipertensos com condições clínicas associadas

- *Diabetes mellitus*
  - Iniciar o tratamento com inibidor da ECA.
- Isuficiência cardíaca
  - Diurético associado a um inibidor da ECA.
- Infarto do miocárdio
  - Betabloqueador.
  - Inibidor da ECA.
- Angina
  - Betabloqueador.
  - Bloqueador de canais de cálcio

MEDICAMENTOS PARA USO EM ADULTOS

Anti-hipertensivos – Monoterapia (uso em adultos)[1,2]

Fármaco	Posologia (mg)		Vezes /dia
	Mínima	Máxima	
Diuréticos			
Tiazídicos			
Clortalidona	12,5	25	1
Hidroclorotiazida	12,5	50	1
Indapamida	2,5	5	1
Indapamida SR	1,5	3	1
Metolazona	1,25	2,5	1
De alça			
Bumetamida	0,5	—	1-2
Furosemida	20	—	1-2
Piretanida	6	12	1
Poupadores de potássio			
Amilorida (em associação)	2,5	5	1
Espironolactona	50	100	1-3
Triantereno (associação)	50	150	1
Inibidores adrenérgicos			
Ação central (α_2 agonista)			
Alfametildopa	250	1.500	2-3
Clonidina	0,1	0,6	2-3
Reserpina	0,05	0,25	1
Guanabenzo	4	12	2-3
Moxonidina	0,2	0,4	1
Rilmenidina	1	2	1
Alfa-1-bloqueadores			
Doxazosina (urodinâmica)	2	4	2-3
Prazosina	1	10	2-3
Trimazosina (urodinâmica)	2	10	2-3
Terazosina	1	20	1-2
Betabloqueadores			
Atenolol	25	100	1-2
Bisoprolol	2,5	10	1-2
Metoprolol	50	200	1-2
Nadolol	20	80	1-2
Propranolol	40	240	2-3
Betaxolol	5	20	1
Timolol	20	40	2
Pindolol (com ASI)	5	20	1-3
Acebutol (com ASI)	200	80	2
Penbutolol (com ASI)	10	40	1
Beta + alfabloqueadores			
Carvedilol	12,5	50	2
Labetalol	200	800	2

SR: *Slow realease* (liberação lenta); ASI: Atividade simpática intrínseca.

Anti-hipertensivos – Monoterapia (uso em adultos) – *continuação*

Fármaco	Posologia (mg)		Vezes /dia
	Mínima	Máxima	
Vasodilatadores diretos			
Hidralazina	50	200	2-3
Minoxidil	2,5	40	2-3
Bloqueadores dos canais de cálcio			
Fenilalquilaminas			
Verapamil - Coer	120	360	1
Verapamil - Retard	120	480	1-2
Benzotiazepinas			
Diltiazem SR ou CD	120	360	1-2
Diidropiridina			
Amlodipina	2,5	10	1
Felodipina	5	20	1
Isradipina	2,5	10	2
Lacidipina	4	8	1-2
Nifedipina Oros	30	60	1
Nifedipina Retard	20	40	1-2
Nisoldipina	10	30	1
Nitrendipina	20	40	2-3
Lercanidipina	10	20	1
Manidipina	10	20	1
Nicardipina SR	60	120	2
Inibidores da enzima conversora da angiotensina (IECA)			
Benazepril	5	20	1-2
Captopril	25	150	2-3
Cilazapril	2,5	5	1-2
Delapril	15	30	1-2
Enalapril	5	40	1-2
Fosinopril	10	20	1-2
Lisinopril	5	20	1-2
Quinapril	10	20	1
Perindopril	4	8	1
Ramipril	2,5	10	1-2
Trandollapril	2	4	1
Moexipril	7,5	30	1
Antagonistas do receptor AT₁ da angiotensina II (ARA-II)			
Candesartana	8	16	1
Irbesartana	150	300	1
Losartana	50	100	1
Telmisartana	40	80	1
Valsartana	80	160	1
Eprosartana	400	800	1-2
Olmesartana	20	40	1

SR: *Slow realease* (liberação lenta); ASI: Atividade simpática intrínseca.

Anti-hipertensivos – Associações fixas (uso em adultos)[1,2]

Fármaco	Posologia (mg)		Vezes /dia
	1ª droga	2ª droga	
Betabloqueador + Diurético			
Atenolol + Clortalildona	25 50 100	12,5 12,5 25	
Bisoprolol + HCTZ*	2,5 5 10	6,25 6,25 6,25	1
Metoprolol + HCTZ	50	25	1
Pindolol + Clopamida	10	5	1
Propranolol + HCTZ	40 80	25 25	1
Timolol + HCTZ	10	25	
Inibidor adrenérgico de ação central + Diurético			
Alfametildopa + HCTZ	250	25	
Inibidor da ECA + Diurético			
Benazepril + HCTZ	5 10	6,25 12,25	
Captopril + HCTZ	50	25	
Cilazapril + HCTZ	5	12,5	
Enalapril + HCTZ	10 20	25 12,5	
Fosinopril + HCTZ	10	12,5	
Lisinopril + HCTZ	10 20	12,5 12,5	
Perindopril + Indapamida	2	0,625	
Ramipril + HCTZ	5	12,5	
Antagonista do receptor AT$_1$ da angiotensina II + Diurético			
Candersatana + HCTZ	8	12,5	
Irbesartana + HCTZ	150 300	12,5 12,5	
Losartana + HCTZ	50 100	12,5 25	
Valsartana + HCTZ	80 160	12,5 12,5	
Telmisartana + HCTZ	40 80	12,5 12,5	
Bloqueador de canal de cálcio + Betabloqueador			
Nifedipina + Atenolol	10 20	25 50	

*HCTZ: Hidroclorotiazida.

SR: *Slow realease* (liberação lenta); ASI: Atividade simpática intrínseca.

Anti-hipertensivos – Associações fixas (uso em adultos) – *continuação*

Fármaco	Posologia (mg)		Vezes /dia
	1ª droga	2ª droga	
Bloqueador de canal de cálcio + Inibidor da ECA			
Amlodipina + Enalapril	2,5 5 5	10 10 20	
Diurético + Diurético			
Amilorida + HCTZ	5	50	
Spironolactona + HCTZ	25 50	25 50	
Triantereno + HCTZ	37,5 50 75	25 25 50	

*HCTZ: Hidroclorotiazida

SR: Slow realease (liberação lenta); ASI: Atividade simpática intrínseca.

MEDICAMENTOS PARA USO
EM CRIANÇAS E ADOLESCENTES

Anti-hipertensivos – Monoterapia (uso em crianças e adolescentes)[80]

Situação e fármaco	Posologia (mg/kg)		Via
	Inicial	Máxima	
Emergência hipertensiva			
Nifedipina	0,25	0,5	Oral
Labetalol	1	3	EV
Nitroprussiato de sódio	0,5 a 8 µg/kg/min		EV
Terapêutica a longo prazo			
Captopril			
Neonatos	0,03	2	Oral
Crianças/adolescentes	1,5	6	Oral
Enalapril	0,15	—	Oral
Nifedipina (SR)	0,25	3	Oral
Propranolol	1	8	Oral
Atenolol	1	8	Oral
Prazosina	0,05-0,1	0,5	Oral
Minoxidil	0,1-0,2	1	Oral
Hidroclorotiazida	1	12	Oral
Furosemida	1	12	Oral
Bumetanida	0,02-0,05	0,3	Oral

6. ABORDAGEM INTERDISCIPLINAR[1]

INTRODUÇÃO

- Como a hipertensão arterial é determinada por vários fatores, o seu tratamento necessitará da participação de outros profissionais de saúde, além do médico. Objetivos múltiplos exigem diferentes abordagens, e a formação de uma equipe multiprofissional irá proporcionar essa ação diferenciada. Essa abordagem multiprofissional é particularmente útil no atendimento ambulatorial, ampliando o sucesso do tratamento anti-hipertensivo e do controle dos demais fatores de risco cardiovascular.

- Prevenir e tratar a hipertensão arterial envolve fundamentalmente mudanças de hábitos de vida. A implementação dessas mudanças, porém, é lenta e, na maioria das vezes, não é mantida com a continuidade necessária. Devem ser promovidas por meio de ações individualizadas, elaboradas para atender às necessidades específicas de cada paciente, de modo a serem mantidas ao longo do tempo. O trabalho da equipe multiprofissional poderá dar aos pacientes e à comunidade motivação suficiente para vencer o desafio de adotar atitudes que tornem as ações anti-hipertensivas efetivas e permanentes.

EQUIPE MULTIPROFISSIONAL

- A equipe multiprofissional deve ser constituída por médicos, enfermeiros, técnicos e auxiliares de enfermagem, nutricionistas, psicólogos, assistentes sociais, professores de educação física, farmacêuticos, funcionários administrativos e agentes comunitários de saúde. Entretanto, não há necessidade de todos esses profissionais para a formação da equipe.

- O que determina a existência dessa equipe é a filosofia de trabalho, que visa ao bem-estar dos pacientes e da comunidade. Os membros de um grupo multiprofissional, respeitada a especificidade de sua formação básica, devem conhecer a ação individual de cada um dos outros membros. Além disso, cada local de trabalho deve adequar-se à sua realidade.

- Principais vantagens desse tipo de atuação:
  - o número de indivíduos atendidos será maior quanto mais afinada estiver a equipe em seus diversos modos de abordagem;
  - a adesão ao tratamento será nitidamente superior;
  - o número de pacientes com pressão arterial controlada e adotando hábitos de vida saudáveis será, conseqüentemente, muito maior;
  - cada paciente poderá ser um replicador de conhecimentos sobre tais hábitos;
  - haverá favorecimento de ações de pesquisa em serviço, já que a sistematização do atendimento possibilitará esse tipo de atuação;
  - crescimento profissional pela constante troca de informações, maior confiança individual e no serviço como um todo (C).

AÇÕES COMUNS À EQUIPE MULTIPROFISSIONAL

- Promoção à saúde (ações educativas com ênfase em mudanças do estilo de vida, correção dos fatores de risco e produção de material educativo).
- Treinamento de profissionais.
- Encaminhamento a outros profissionais, quando indicado.
- Ações assistenciais individuais e em grupo.
- Participação em projetos de pesquisa.
- Gerenciamento do programa.

AÇÕES ESPECÍFICAS INDIVIDUAIS

Participação do médico

- Consulta médica (ver avaliação clínico-laboratorial, pág. 15);
- Responsabilidade pelas condutas terapêuticas em consonância com as diretrizes.
- Avaliação clínica dos pacientes com pressão controlada pelo menos uma vez por ano.
- Diagnóstico e tratamento das co-morbidades.
- Apoio aos demais membros, quando necessário.
- Encaminhamento para serviço especializado na suspeita de hipertensão resistente ou hipertensão secundária.

Participação do enfermeiro

- Consulta de enfermagem:
  - medida da pressão arterial;

- investigação sobre fatores de risco e hábitos de vida;
- estratificação do risco individual;
- orientação sobre a doença, o uso de medicamentos e seus efeitos adversos;
- avaliação de sintomas e orientações sobre hábitos de vida pessoais e familiares.

- Acompanhamento do tratamento dos pacientes com a pressão arterial sob controle.

- Encaminhamento ao médico pelo menos anualmente, e com maior freqüência nos casos em que a pressão não estiver devidamente controlada ou na presença de outras intercorrências.

- Administração do serviço (controle de retornos, busca de faltosos e controle de consultas agendadas).

- Delegação das atividades do técnico/auxiliar de enfermagem.

Participação do nutricionista

- Consulta de nutrição:
  - anamnese alimentar, avaliando freqüência, quantidade e qualidade de alimentos, intolerâncias e alergias alimentares;
  - diagnóstico nutricional, estabelecido após a anamnese alimentar e o levantamento de dados antropométricos, bioquímicos e identificação de sinais clínicos nutricionais;
  - prescrição e orientação específica da dieta, considerando aspectos socioeconômicos, culturais e ambientais, inclusive com a realização de "oficinas", que possibilitem a implementação dos conhecimentos alimentares e nutricionais, traduzidos em preparações alimentares saborosas, práticas atrativas e saudáveis;
  - avaliação da interação de alimentos e/ou nutrientes com medicamentos.
- Seguimento da evolução nutricional.
- Educação nutricional individual e em grupo.
- Estratificação do risco individual (Recomendação B).

Participação do psicólogo

- Consulta de psicologia:
  - avaliação e tratamento de aspectos emocionais que interfiram na qualidade de vida do paciente, seu nível de estresse e a adesão ao tratamento global da hipertensão arterial;
  - avaliação de como o paciente processa a informação quanto à

saúde, para que o método de comunicação com ele seja devidamente individualizado e o plano de mudanças de hábitos de vida seja mantido.

- Atendimento a familiares, para facilitar as mudanças de hábitos de vida do paciente e a adesão ao tratamento.
- Assessoria a outros profissionais, para esclarecer a melhor abordagem do paciente.
- Condução de grupo de apoio para maior harmonia da equipe.
- Atendimento a grupos de pacientes, possibilitando a inovação e a adequação de modelos que viabilizem melhor adesão ao tratamento instituído.
- Implementação de treino de controle do estresse, de preferência em grupo, com o objetivo de reduzir a influência do estresse emocional na reatividade cardiovascular dos pacientes.
- Estratificação do risco individual.

Participação do assistente social

- Entrevista social para identificação socioeconômica e familiar, caracterização da situação de trabalho e previdência, e levantamento de expectativas sobre a doença e seu tratamento.
- Atualização do cadastro de recursos sociais (para encaminhamento do atendimento das dificuldades dos pacientes e familiares que possam interferir na terapêutica).
- Interação de equipe multiprofissional, paciente e comunidade.
- Desenvolvimento de atividades visando à organização dos pacientes em Associações de Portadores de Hipertensão Arterial (Grupos Operativos).
- Busca ativa de faltosos.

Participação do educador físico

- Programação e supervisão das atividades físicas (individuais e em grupo) dos pacientes, adequando-as às realidades locais e às características específicas de cada paciente.
- Programação e execução de projetos de atividade física para prevenção da hipertensão arterial na comunidade.

Participação do farmacêutico

- Participação em comitês para a seleção de medicamentos.
- Promoção do gerenciamento do estoque, do armazenamento correto e dispensação de medicamentos.

- Promoção da atenção farmacêutica ao paciente (orientação individual ou em grupo e acompanhamento do uso de medicamentos).
- Orientação quanto ao uso racional de medicamentos à população (alerta à não automedicação, campanhas educativas).

Participação de funcionários administrativos

- Recepção dos pacientes.
- Controle e agendamento de consultas e reuniões (Recomendação C).

Participação de agentes comunitários de saúde

- Coleta de dados referentes à hipertensão arterial.
- Sugestão de encaminhamento para Unidades de Saúde de Referência.
- Ações educativas primárias, visando à promoção de saúde.
- Busca ativa de faltosos.

AÇÕES EM GRUPO

Reuniões com pacientes

- As ações educativas e terapêuticas em saúde devem ser desenvolvidas com grupos de pacientes, seus familiares e a comunidade, sendo adicionais às atividades individuais.
- A equipe deve usar todos os recursos disponíveis para orientação, educação e motivação, não somente para o uso ininterrupto dos medicamentos, mas também para modificar fatores de risco cardiovasculares, aumentando, conseqüentemente, a adesão ao tratamento.
- Os recursos disponíveis vão desde o contato individual até a utilização de fontes de informações coletivas, como folhetos, reuniões, palestras, simpósios, peças teatrais, vídeos e músicas educativas. A utilização de músicas com ritmos regionais favorece a sedimentação de conhecimentos a respeito da hipertensão arterial e dos fatores de risco.
- Nesse tipo de atividade, o paciente se identifica com outros indivíduos com problemas semelhantes, aprendendo a expressar seus medos e expectativas. Com isso, passa a compartilhar das experiências de todos, a discutir, buscando soluções reais para problemas de saúde semelhantes aos seus (Recomendação B).

Reuniões da equipe

- Atividades periódicas com a participação de todo o grupo para a análise crítica das ações desenvolvidas e novas orientações, caso necessário (Recomendação C).

ATIVIDADES QUE DEVEM CONTAR
COM A PARTICIPAÇÃO DA EQUIPE MULTIPROFISSIONAL

Programas comunitários

- A equipe multiprofissional deve procurar estimular, por meio dos pacientes, dos representantes da comunidade e da sociedade civil, o desenvolvimento de atividades comunitárias.
- A criação de Ligas e Associações de Portadores de Hipertensão Arterial é uma estratégia que também pode aumentar a adesão do paciente ao tratamento instituído (Recomendação B).

Atividades conjuntas (equipes/pacientes)

- Entre as equipes:
  - Colaboram para a troca de experiências e a atualização entre os serviços e, principalmente, desenvolvem estratégias para a melhoria na atuação junto aos pacientes.
- Entre os pacientes:
  - Colaboram para a identificação de problemas comuns, o esclarecimento de dúvidas e o encaminhamento de soluções (Recomendação D).

Sugestões para implantação do serviço

- Definição da equipe multiprofissional mínima de trabalho e tarefas de cada um, sensibilizando todos para a importância do programa.
- Fluxograma de atendimento: cada serviço, de acordo com sua equipe, irá estabelecer uma estratégia, devendo estar aí incluídas atividades individuais e/ou de grupo.
- Informação ao paciente sobre a rotina de atendimento, para que tenha maior compreensão e, conseqüentemente, maior adesão ao tratamento.
- Ações administrativas:
  - cartão do paciente;
  - obrigatoriedade do registro de todos os dados do paciente em prontuário;
  - reuniões periódicas da equipe buscando uniformização de procedimentos e linguagem.

Atividades da equipe e a freqüência destas, de acordo com a estratificação de risco

PROCEDIMENTOS PREVISTOS	ESTRATIFICAÇÃO DOS PORTADORES		
	Baixo risco (40% dos portadores)	Médio risco (35% dos portadores)	Alto e muito alto risco (25% dos portadores)
ATENÇÃO BÁSICA			
Consulta médica	1/cons/ano	3/cons/ano	1/cons/ano
Consulta de enfermagem	2/cons/ano	2/cons/ano	3/cons/ano
Atividade de grupo	2/REUN/PAC/ano	2/REUN/PAC/ano	4/REUN/PAC/ano
Eletrocardiograma	1 ex. a cada 3 anos	1 ex./ 3 anos	2 ex./ 3 anos
Visita domiciliar	2/visit/ano	4/visit/ano	6/visit/ano
MÉDIA COMPLEXIDADE			
Especialidades			
Consulta de cardiologia	Conforme critérios de referenciamento		
Consulta de nefrologia			
Laboratório			
Glicose	1/ex. a cada 2 anos	1/ex./ano	1/ex./ano
Creatinina	1/ex. a cada 2 anos	1/ex./ano	1/ex./ano
Potássio	1/ex. a cada 2 anos	1/ex./ano	1/ex./ano
Colesterol	1/ex. a cada 2 anos	1/ex./ano	1/ex./ano
Triglicérides	1/ex. a cada 2 anos	1/ex./ano	1/ex./ano
Urina rotina	1/ex. a cada 2 anos	1/ex./ano	1/ex./ano

REFERÊNCIAS BIBLIOGRÁFICAS

1. Sociedade Brasileira de Cardiologia – SBC. IV Diretrizes Brasileiras de Hipertensão Arterial. Rio de Janeiro, RJ, 2002. 40p. Disponível em <http://www.cardiol.br>

2. Joint National Committee: The seventh report of the Joint National Committee on Prevention – 2003, Detection, Evaluation and Treatment of High Blood Pressure. Disponível em: <http://www. nhlbi.nih.gov/guidelines/ hypertension.html> Acesso em 16/05/2003.

3. Joint National Committee: The sixth report of the Joint National Committee on Prevention, Detection, Evaluation and Treatment of High Blood Pressure. Arch Intern Med 1997; 157: 2413-46.

4. Rosner B, Prineas RJ, Loggie JMH, et al. Blood pressure nomograms for children and adolescents, by height, sex, and age, in the United States. Pediatrics 1993; 123:871-86.

5. Lessa I. O adulto brasileiro e as doenças da modernidade. Epidemiologia das doenças crônicas não-transmissíveis. In: Lessa I. Epidemiologia da hipertensão arterial. 1. ed. Rio de Janeiro: Hucitec, 1998. Cap. 5, p. 77-96.

6. Lessa, I. Perfil das doenças cardiovasculares no Brasil. In: Mion Jr., D. & Nobre, F. Risco cardiovascular global. 1. ed. São Paulo: Lemos, 1999. Cap. 1, p. 15-30.

7. World Health Organization. World Health Report 2002 "Reducing risks, promoting health life". Disponível em <http://www.who.int/mediacenter/events/whr2002/en/>

8. Brasil. Ministério da Saúde. Secretaria de Políticas de Saúde. Departamento de Ações Programáticas Estratégicas. Plano de reorganização da atenção à hipertensão arterial e ao diabetes mellitus: hipertensão arterial e diabetes mellitus. Brasília, 2001.

9. Oliveira RG. Epidemiologia da Hipertensão Arterial em estudantes de primeiro e segundo graus – O estudo de Belo Horizonte. Dissertação de Doutorado. Faculdade de Medicina da Universidade Federal de Minas Gerais, 256 p., 2000.

10. Ribeiro QCR. Indicadores de adiposidade e pressão arterial em crianças e adolescentes. Estudo de base populacional, Belo Horizonte (MG). Tese de Doutorado, Faculdade de Medicina, Universidade de São Paulo, 2004.

11. Gerber ZRS & Zielinsky P. Fatores de risco de aterosclerose na infância. Um estudo epidemiológico. Arq. Bras. Cardiol 1997; 69(4): 231-6.

12. Alpert BS & Fox ME. Aspectos raciais da pressão sangüínea em crianças e adolescentes. Pediatr Clin North Am 1993; 40:179-95.

13. Berenson GS, Wattingney WA, Bao W, Srinivasan SR, Radhakrishnamurthy B. Rationale to study the early natural history of heart disease: The Bogalusa Heart Study. Am J Med Sci 1995; 310:S22-8.

14. Burt VL, Cutler JA, Higgins M, Horan MJ, Labarthe D, Whelton P, Brown C, Rocella EJ. Trends in the prevalence, awareness treatment and control of hypertension in the adult US population: data from the Health Examination Surveys, 1960 to 1991. Hypertension 1995; 26:60-9.

15. Yusuf S, Hawken S, Ôunpuu S, Dans T, Avezum A, et al. Effect of potentially modiable risk factors associated with myocardial infarction in 52 countries (the INTERHEART study): case-control study.

16. Williams CL, Hayman LL, Daniels SR, et al. Cardiovascular health in childhood – A statement for health professionals from the Committee on Atherisclerosis, Hypertension, and Obesity in the Young (AHOY) of the Council on Cardiovascular Disease in the Young, American Heart Association – AHA Scientific Statement. Circulation 2002; 106:143-72.

17. Kannel W B. Elevated systolic blood pressure as a cardiovascular risk factor. Am J Cardiol 2000; 15: 251-5.

18. Brasil. Ministério da Saúde. Secretaria de Políticas de Saúde. Departamento de Ações Programáticas Estratégicas. Plano de reorganiza-

ção da atenção à hipertensão arterial e ao diabetes mellitus: Manual de hipertensão arterial e diabetes mellitus. Brasília, 2002.

19. Brasil. Ministério da Saúde. Secretaria de Ciência, Tecnologia e Insumos Estratégicos. Departamento de Ciência e Tecnologia. Perfil epidemiológico segundo os resultados do Estudo de Carga de Doença no Brasil. In: Saúde no Brasil – Contribuições para a Agenda de Prioridades de Pesquisa. Brasília, 2004.

20. Gus M, Moreira LB; Pimentel P, et al. Associação entre diferentes indicadores de obesidade e prevalência de hipertensão arterial. Arq Bras Cardiol 1998; 70(2):111-4.

21. Ortega KC, Mion Jr D, Nobre F. Hipertensão arterial. In: Mion Jr D. & Nobre F. Risco cardiovascular global. 1. ed. São Paulo: Lemos, 1999. Cap. 4, p. 65-76.

22. Stamler JD, Wentworth D, Neaton JD. Is relationship between serum cholesterol and risk of premature death from coronary heart disease continuous and graded? Findings in 356.222 primary screens of the Multiple Risk Factor Intervention Trial (MRFIT). JAMA 1986; 256:2823-8.

23. August, P. Initial treatment of hypertension. NEJM 2003; 348:610-7.

24. Rutan GH, Kuller LH, Neaton JD. Mortality associated with diastolic hypertension and isolated systolic hypertension among men screened for the Multiple Risk Factor Intervention Trial. Circulation 1988; 77:504-14.

25. Murray CJL & Lopez AD. The Global Burden of Disease: A comprehensive Assessment of Mortality and Disability from Diseases, Injuries, and Risk Factors in 1990 and Projected to 2020. Boston: Harvard University Press, 1996.

26. Lotufo P A. O adulto brasileiro e as doenças da modernidade. Epidemiologia das doenças crônicas não-transmissíveis. In: Lessa I. Epidemiologia das doenças isquêmicas do coração no Brasil. 1. ed. Rio de Janeiro: Hucitec, 1998. Cap. 7, p. 115-122.

27. Benseñor IM & Lotufo PA. Beyond the high mortality burden: targeting quality of life in Brazil. Sao Paulo Med J 2002; 120(3):67.

28. Chor D, Fonseca MJM, Andrade CR, Waissman W, Lotufo PA. Doenças cardiovasculares, panorama da mortalidade no Brasil. In Minayo MC (org). Os muitos Brasis: saúde e população na década de 80. São Paulo–Rio de Janeiro: Hucitec-Abrasco, 1995, p. 57-86.

29. Reddy KS & Yusuf S. Emerging epidemic of cardiovascular disease in developing countries. Circulation 1998; 97:596-601.

30. Filosof C, Gonzales C, Sereday M, et al. Obesity prevalence trends in Latin-American countries. Obesity Reviews 2000; 2:99-106.

31. World Health Organization & International Society Of Hypertension – Guidelines for the management of hypertension. J Hypertension 1999; 17:151-83.

32. Taubes G. Hypertension: a DASH of data in the salt debate. Disponível em <http://www.sciencemag.org/cgi/content/full/288/5470/1319>

33. Sacks FM, Svetky LP, Vollmer W, et al. DASH-Sodium Collaborative Research Group. Effects on blood pressure of reduced dietary sodium and the Dietary Approaches to Stop Hypertension (DASH) diet DASH-Sodium Collaborative Research Group. N Engl J Med 2001; 344: 3-10.

34. Sacks FM, Appel LJ, Moore TJ, et al. A dietary approach to prevent hypertension: a review of the Dietary Approaches to Stop Hypertension (DASH) Study. Clin Cardiol 1999; 22 (7 Suppl): III6-10.

35. 2003 European Society of Hypertension–European Society of Cardiology guidelines for the management of arterial. Journal of Hypertension 2003, 21:1011-53.

36. Programa de educação continuada da Sociedade Brasileira de Cardiologia. Módulo 1, fascículo 1, ano 1, 2002.

37. ALLHAT Officers and Coordinators for the ALLHAT Collaborative Research Group. Major outcomes in high-risk hypertensive patients randomized to angiotensina-converting enzyme inhibitor or calcium channel blocker vs diuretic. JAMA 2002; 288(23): 2981-97.

38. The Second Australian National Blood Pressure Study – ANBP2 Disponível em: <http://www. health.adelaide.edu.au/ANBP2/>

39. Psaty BM, Lumley T, Furberg CD, et al. Health outcomes associated with various antihypertensive therapies used as first-line agents: A network meta-analysis. JAMA 2003; 289:2534-44.

40. Effects of initiating carvedilol in patients with severe chronic heart failure: results of the COPERNICUS Study. JAMA 2003; 289: 712-8.

41. Savage PJ, Pressel SB, Curb JD et al. Influence of long-term low-dose, diuretic-based antihypertensive therapy on glucose, lipid, uric acid and potassium levels in older men and

women with isolated systolic hypertension – The Systolic Hypertension in the Elderly program. SHEP Cooperative Research Group. Arch Intern Med 1998; 158: 741-51.

42. Mancia G, Grassi G. The International Nifedipine GITS Study of Intervention as a goal in Hypertension Treatment (INSIGHT Trial). Am J Cardiol 1998; 82: 23R-28R.

43. Gong L, Zhang W, Zhu Y, et al. Shangai trial of nifedipine in the elderly (STONE). J Hypertens 1996; 14: 1237-45.

44. Thys L, Celis H, Clement D, et al. Conventional and ambulatory blood pressure measurement in older patients with isolated systolic hypertension: second progress report on the ambulatory blood pressure monitoring project in the Syst-Eur Trial. Blood Press Monit 1996; 1: 95-103.

45. Lefrandt JD, Heitmann J, Sevre K, Castellano M, Hausberg M, Fallon M, Fluckiger L, Urbigkeit A, Rostrup M, Agabiti-Rosei E, Rahn KH, Murphy M, Zannad F, de Kam PJ, van Roon AM, Smit AJ. The effects of dihydropyridine and phenylalkylamine calcium antagonist classes on autonomic function in hypertension: the VAMPHYRE study. Am J Hypertens 2001 Nov; 14(11 Pt 1):1083-9.

46. Hansson L, Hedner T, Lund-Johansen P, Kjeldsen SE, Lindholm LH, Syvertsen JO, Lanke J, de Faire U, Dahlof B, Karlberg BE. Randomised trial of effects of calcium antagonists compared with diuretics and beta-blockers on cardiovascular morbidity and mortality in hypertension: the Nordic Diltiazem (NORDIL) study. Lancet 2000 Jul 29; 356(9227):359-65.

47. PROGRESS Collaborative Group. Randomised trial of a perindopril-based blood-pressure-lowering regimen among 6,105 individuals with previous stroke or transient ischaemic attack. Lancet 2001 Sep 29; 358(9287):1033-41.

48. Agabiti-Rosei E, Ambrosioni E, Dal Palu C, Muiesan ML, Zanchetti A. ACE inhibitor ramipril is more effective than the beta-blocker atenolol in reducing left ventricular mass in hypertension. Results of the RACE (ramipril cardioprotective evaluation) study on behalf of the RACE study group. J Hypertens 1995 Nov; 13(11):1325-34.

49. The Captopril Prevention Project Research Group. The Captopril Prevention Project: a prospective intervention trial of angiotensin converting enzyme inhibition in the treatment of hypertension. The CAPP Group. J Hypertens. 1990 Nov; 8(11): 985-90.

50. Gray A, Clarke P, Farmer A, Holman R; United Kingdom Prospective Diabetes Study (UKPDS) Group. Implementing intensive control of blood glucose concentration and blood pressure in type 2 diabetes in England: cost analysis (UKPDS 63). BMJ 2002 Oct 19; 325(7369):860.

51. Lindholm LH, Ibsen H, Dahlof B, Devereux RB, Beevers G, de Faire U, Fyhrquist F, Julius S, Kjeldsen SE, Kristiansson K, Lederballe-Pedersen O, Nieminen MS, Omvik P, Oparil S, Wedel H, Aurup P, Edelman J, Snapinn S; LIFE Study Group. Cardiovascular morbidity and mortality in patients with diabetes in the Losartan Intervention For Endpoint reduction in hypertension study (LIFE): a randomised trial against atenolol. Lancet 2002 Mar 23; 359(9311): 1004-10.

52. Viberti G, Wheeldon NM; MicroAlbuminuria Reduction With VALsartan (MARVAL) Study Investigators Microalbuminuria reduction with valsartan in patients with type 2 diabetes mellitus: a blood pressure-independent effect. Circulation 2002 Aug 6; 106(6):672-.

53. Blood Pressure Lowering Treatement Trialists Collaboration. Effects of different blood-pressure-lowering regimens on major cardiovascular events: results of prospectively-designed overviews of randomized trials. Lancet 2003, 8 november; 326 (9395). Disponível em: www.thelancet.com

54. Pearce KA, Furberg CD, Psaty BM. Cost-minimation and the number needed to treat in uncomplicated hypertension. Am J Hypertension 1998; 11: 618-29.

55. Psaty BM, Smith NL, Siscovick DS, Koepsell TD, Weiss NS, Heckbert S R, Lemaitre RN, Wagner EH, Furberg CD. Health outcomes associated with antihypertensive therapies used as first-line agents. A systematic review and meta-analysis. JAMA 1997; 277:739-45.

56. Hansson L, Zanchetti A, Carruthers SG, Dahlof B, Elmfeldt D, Menard J, et al., for the HOT Study Group. Effects of intensive blood pressure lowering and low-dose aspirin in patients with hypertension: principal results of the Hypertension Optimal Treatment (HOT) randomized trial. Lancet 1998: 351: 1755-62.

57. Genthon R. Study of the efficacy and safety of the combination ramipril 2.5 mg plus hydrochlorothiazide 12.5 mg in patients with mild-to-moderate hypertension. ATHES Study Group. Int J Clin Pharmacol Res. 1994; 14(1):1-9.

58. Douglas JG, Bakris G L, Epistein M, et al. Consensus statement of the Hypertension in African Americans Working Group of the International Society on Hypertension in Blacks – HAAW. Arch Intern Med 2003; 163(5):525-41.

59. National High Blood Pressure Education Program Working Group On Hypertension Control In Children And Adolescents – NHBPE-PWGHCCA. Update on the 1987 Task Force Report on high blood pressure in children and adolescents: a Working Group Report from the National High Blood Pressure Education Program. Pediatrics 1996; 98:649-58.

60. Hebert LA, Kusek JW, Greene T, Agodoa LY, Jones CA, Levey AS, Breyer JA, Faubert P, Rolin HA, Wang SR.Effects of blood pressure control on progressive renal disease in blacks and whites. Modification of Diet in Renal Disease Study Group. Hypertension 1997 Sep; 30(3 Pt 1):428-35.

61. Feldman RS, Campbell N, Larochele P, Bolli P, Burgess Ed, et al. 1999 Canadian recommendations for the management of hypertension. CMAJ 1999; 161:S1-S22.

62. Hjalmarson A, Goldstein S, Fagerberg B, Wedel H, Waagstein F, Kjekshus J, Wikstrand J, El Allaf D, Vitovec J, Aldershvile J, Halinen M, Dietz R, Neuhaus KL, Janosi A, Thorgeirsson G, Dunselman PH, Gullestad L, Kuch J, Herlitz J, Rickenbacher P, Ball S, Gottlieb S, Deedwania P. Effects of controlled-release metoprolol on total mortality, hospitalizations, and well-being in patients with heart failure: the Metoprolol CR/XL Randomized Intervention Trial in congestive heart failure (MERIT-HF). MERIT-HF Study Group. JAMA 2000 Mar 8; 283(10):1295-302.

63.The Cardiac Insufficiency Bisoprolol Study Group. The Cardiac Insufficiency Bisoprolol Study II (CIBIS-II): a randomised trial. Lancet 1999 Jan 2; 353(9146):9-13.

64. Studies of Left Ventricular Dysfunction (SOLVD) Group. Effect of enalapril on survival in patients with reduced left ventricular ejection fractions and congestive heart failure. The SOLVD Investigators. N Engl J Med 1991 Aug 1; 325(5): 293-302.

65.The Acute Infarction Ramipril Efficacy (AIRE) Study Investigators. Effect of ramipril on mortality and morbidity of survivors of acute myocardial infarction with clinical evidence of heart failure. Lancet 1993 Oct 2; 342(8875): 821-8.

66. Melchior T, Kober L, Madsen CR, Seibaek M, Jensen GV, Hildebrandt P, Torp-Pedersen C. Accelerating impact of diabetes mellitus on mortality in the years following an acute myocardial infarction. TRACE Study Group. Trandolapril Cardiac Evaluation. Eur Heart J 1999 Jul; 20(13):973-8.

67. Pfeffer MA, McMurray JJ, Velazquez EJ, Rouleau JL, Kober L, Maggioni AP, Solomon SD, Swedberg K, Van de Werf F, White H, Leimberger JD, Henis M, Edwards S, Zelenkofske S, Sellers MA, Califf RM; Valsartan in Acute Myocardial Infarction Trial Investigators. Valsartan, captopril, or both in myocardial infarction complicated by heart failure, left ventricular dysfunction, or both. N Engl J Med 2003 Nov 13; 349(20):1893-906.

68. Pitt B, Zannad F, Remme WJ, Cody R, Castaigne A, Perez A, Palensky J, Wittes J. The Randomized Aldactone Evaluation Study Investigators The Effect of Spironolactone on Morbidity and Mortality in Patients with Severe Heart Failure. N Engl J Med 1999 Sep 2; 341:709-17.

69. Hawkins CM, Richardson DW, Vokonas PS. Effect of propranolol in reducing mortality in older myocardial infarction patients. The Beta-Blocker Heart Attack Trial experience. Circulation 1983 Jun; 67(6 Pt 2):I94-7.

70. Pfeffer MA, Braunwald E, Moye LA, Basta L, Brown EJ Jr, Cuddy TE, Davis BR, Geltman EM, Goldman S, Flaker GC, et al. Effect of captopril on mortality and morbidity in patients with left ventricular dysfunction after myocardial infarction. Results of the survival and ventricular enlargement trial. The SAVE Investigators. N Engl J Med 1992 Sep 3; 327(10): 669-77.

71. Dargie HJ. Effect of carvedilol on outcome after myocardial infarction in patients with left-ventricular dysfunction: the CAPRICORN randomised trial. Lancet 2001 May 5; 357(9266): 1385-90.

72. Spertus JA, Tooley J, Jones P, Poston C, Mahoney E, Deedwania P, Hurley S, Pitt B, Weintraub WS Expanding the outcomes in clinical trials of heart failure: the quality of life and economic components of EPHESUS (EPlerenone's neuroHormonal Efficacy and SUrvival Study). Am Heart J 2002 Apr; 143(4): 636-42.

73. Black HR, Elliott WJ, Grandits G, Grambsch P, Lucente T, White WB, Neaton JD, Grimm RH Jr, Hansson L, Lacourciere Y, Muller J, Sleight P, Weber MA, Williams G, Wittes J, Zanchetti A, Anders RJ; CONVINCE Research Group. Principal results of the Controlled

Onset Verapamil Investigation of Cardiovascular End Points (CONVINCE) trial. JAMA 2003 Apr 23-30; 289(16):2073-82.

74. Yusuf S, Sleight P, Pogue J, Bosch J, Davies R, Dagenais G. Effects of an angiotensin-converting-enzyme inhibitor, ramipril, on cardiovascular events in high-risk patients. The Heart Outcomes Prevention Evaluation Study Investigators. N Engl J Med. 2000 Jan 20; 342(3): 145-53.

75. Brenner BM, Cooper ME, de Zeeuw D, Keane WF, Mitch WE, Parving HH, Remuzzi G, Snapinn SM, Zhang Z, Shahinfar S; RENAAL Study Investigators. Effects of losartan on renal and cardiovascular outcomes in patients with type 2 diabetes and nephropathy. N Engl J Med. 2001 Sep 20; 345(12): 861-9.

76. Berl T, Hunsicker LG, Lewis JB, Pfeffer MA, Porush JG, Rouleau JL, Drury PL, Esmatjes E, Hricik D, Parikh CR, Raz I, Vanhille P, Wiegmann TB, Wolfe BM, Locatelli F, Goldhaber SZ, Lewis EJ; Irbesartan Diabetic Nephropathy Trial. Collaborative Study Group. Cardiovascular outcomes in the Irbesartan Diabetic Nephropathy Trial of patients with type 2 diabetes and overt nephropathy. Ann Intern Med 2003 Apr 1; 138(7):542-9.

77. Ruggenenti P, Perna A, Gherardi G, Gaspari F, Benini R, Remuzzi G. Renal function and requirement for dialysis in chronic nephropathy patients on long-term ramipril: REIN follow-up trial. Gruppo Italiano di Studi Epidemiologici in Nefrologia (GISEN). Ramipril Efficacy in Nephropathy. Lancet 1998 Oct 17; 352(9136):1252-6.

78. Wright JT Jr, Bakris G, Greene T, Agodoa LY, Appel LJ, Charleston J, Cheek D, Douglas-Baltimore JG, Gassman J, Glassock R, Hebert L, Jamerson K, Lewis J, Phillips RA, Toto RD, Middleton JP, Rostand SG; African American Study of Kidney Disease and Hypertension Study Group. Effect of blood pressure lowering and antihypertensive drug class on progression of hypertensive kidney disease: results from the AASK trial. JAMA 2002 Nov 20; 288(19): 2421-31.

79. Frohlich, E. D. Treatengt hypertension – What are we to believe? NEJM 2003; 348(7): 639-41.

80. Sinaiko AR. Hypertension in children. NEJM 1996; 335(26):1968-73.

81. Sackett Dl, Straus Se, Richardson Ws, Rosenberg W, Haynes RB. Medicina baseada em evidências. Porto Alegre: Artmed, 2003.

ANEXOS

Anexo 1

Tabela de valores normais de pressão arterial para crianças e adolescentes

Limites correspondentes ao percentil 90 e 95 para a pressão arterial sistólica e diastólica por nível de percentil de estatura, sexo e idade

Ptil	Percentil de estatura – Sexo Masculino														Percentil de estatura – Sexo Feminino													
	5		10		25		50		75		90		95		5		10		25		50		75		90		95	
PA	S	D	S	D	S	D	S	D	S	D	S	D	S	D	S	D	S	D	S	D	S	D	S	D	S	D	S	D
90º	94	50	95	51	97	52	98	53	100	54	102	54	102	55	97	53	98	53	99	53	100	54	102	55	103	56	104	56
95º	98	55	99	55	101	56	102	57	104	58	106	59	106	59	101	57	102	57	103	57	104	58	105	59	107	60	107	60
90º	98	55	99	55	100	56	102	57	104	58	105	59	106	59	99	57	99	57	100	58	102	58	103	59	104	60	105	61
95º	101	59	102	59	104	60	106	61	108	62	109	63	110	63	102	61	103	61	104	62	105	62	107	63	108	64	109	65
90º	100	59	101	59	103	60	105	61	107	62	108	63	109	63	100	61	100	61	102	61	103	62	104	63	105	63	106	64
95º	104	63	105	63	107	64	109	65	111	66	112	67	113	67	104	65	104	65	105	65	107	66	108	67	109	67	110	68
90º	102	62	103	62	105	63	107	64	109	65	110	66	111	66	101	63	102	63	103	64	104	65	106	65	107	66	108	67
95º	106	66	107	67	109	67	111	68	113	69	114	70	115	71	105	67	106	67	107	68	108	69	109	69	111	70	111	71
90º	104	65	105	65	106	66	108	67	110	68	112	69	112	69	103	65	103	66	104	66	106	67	107	68	108	68	109	69
95º	108	69	109	70	110	70	112	71	114	72	115	73	116	74	107	69	107	70	108	70	110	71	111	72	112	72	113	73
90º	105	67	106	68	108	69	110	70	111	70	113	71	114	72	104	67	105	67	106	68	107	69	109	69	110	70	111	71
95º	109	72	110	72	112	73	114	74	115	75	117	76	117	76	108	71	109	71	110	72	111	73	112	73	114	74	114	75
90º	106	69	107	70	109	71	111	72	113	72	114	73	115	74	106	69	107	69	108	69	109	70	110	71	112	72	112	72
95º	110	74	111	74	113	75	115	76	116	77	118	78	119	78	110	73	110	73	112	73	113	74	114	75	115	76	116	76
90º	107	71	108	71	110	72	112	73	114	74	115	75	116	75	108	70	109	70	110	71	111	71	112	72	113	73	114	74
95º	111	75	112	76	114	76	116	77	118	78	119	79	120	80	112	74	112	74	113	75	115	75	116	76	117	77	118	78
90º	109	72	110	73	112	73	113	74	115	75	117	76	117	77	110	71	110	72	112	72	113	73	114	74	115	74	116	75
95º	113	76	114	77	116	78	117	79	119	80	121	80	121	81	114	75	114	76	115	76	117	77	118	78	119	78	120	79
90º	110	73	112	74	113	74	115	75	117	76	118	77	119	78	112	73	112	73	114	73	115	74	116	75	117	76	118	76
95º	114	77	115	78	117	79	119	80	121	80	122	81	123	82	116	77	116	77	117	77	119	78	120	79	121	80	122	80
90º	112	74	113	74	115	75	117	76	119	77	120	78	121	78	114	74	114	74	116	75	117	75	118	76	119	77	120	77
95º	116	78	117	79	119	79	121	80	123	81	124	82	125	83	118	78	118	78	119	79	121	79	122	80	123	81	124	81
90º	115	75	116	75	117	76	119	77	121	78	123	78	123	79	116	75	116	75	118	76	119	76	120	77	121	78	122	78
95º	119	79	120	79	121	80	123	81	125	82	126	83	127	83	120	79	120	79	121	80	123	80	124	81	125	82	126	82
90º	117	75	118	76	120	76	122	77	124	78	125	79	126	80	118	76	118	76	119	77	121	78	122	78	123	79	124	80
95º	121	79	122	80	124	81	126	82	128	83	129	83	130	84	121	80	122	80	123	81	125	82	126	82	127	83	128	84
90º	120	76	121	76	123	77	125	78	126	79	128	80	128	80	119	77	120	77	121	78	122	79	124	79	125	80	126	81
95º	124	80	125	81	127	81	128	82	130	83	132	84	132	85	123	81	124	81	125	82	126	83	128	83	129	84	130	85
90º	123	77	124	77	125	78	127	79	129	80	131	81	131	81	121	78	121	78	122	79	124	79	125	80	126	81	127	82
95º	127	81	128	82	129	83	131	83	133	84	134	85	135	86	124	82	125	82	126	83	128	83	129	84	130	85	131	86
90º	125	79	126	79	128	80	130	81	132	82	133	82	134	83	122	79	122	79	123	79	125	80	126	81	127	82	128	82
95º	129	83	130	83	132	84	134	85	136	86	137	87	138	87	125	83	126	83	127	83	128	84	130	85	131	86	132	86

NATIONAL HIGH BLOOD PRESSURE EDUCATION PROGRAM WORKING GROUP ON HYPERTENSION CONTROL IN CHILDREN AND ADOLESCENT. Update on the 1987 Task Force Report on high blood pressure in children and adolescente: a Working Group Report from the National High Blood Pressure Education Program. *Pediatrics* 98: 649-58, 1996.

Anexo 2

Técnica da Medida Indireta da Pressão Arterial[1,2,3,31,44]

O esfigmomanômetro de coluna de mercúrio é o ideal para essas medidas. Os aparelhos do tipo aneróide, quando usados, devem ser periodicamente testados e devidamente calibrados.

A medida da pressão arterial deve ser realizada na posição sentada, de acordo com o procedimento descrito a seguir:

1. Certifique-se de que o estetoscópio e o esfigmomanômetro estejam íntegros e calibrados.

2. Certifique-se de que o manguito esteja desinsuflado antes de ser ajustado ao membro do paciente.

3. Esclareça ao paciente os procedimentos aos quais será submetido, a fim de diminuir a ansiedade.

4. Certificar-se de que o paciente:

   – Não está com a bexiga cheia.

   – Não praticou exercícios físicos nos 60 minutos que antecedem a medida da pressão arterial.

   – Não ingeriu bebidas alcoólicas, café, alimentos, ou fumou até 30 minutos antes da medida.

   – Encontra-se corretamente sentado, sem estar com as pernas cruzadas, com as costas apoiadas confortavelmente no encosto da cadeira e o braço apoiado sob uma superfície próxima, posicionado ao nível do coração. A palma da mão deve ficar em supinação, e o cotovelo ligeiramente fletido. Caso seja necessário verificar a pressão do cliente em posição ortostática apoie seu braço de modo que continue posicionado ao nível do coração.

5. Deixar o paciente descansar por 5 a 10 minutos em ambiente calmo e confortável, com temperatura agradável, e com o braço apoiado ao nível do coração. Promover um relaxamento, para atenuar o efeito do "avental branco".

6. Descubra o membro a ser aferido e meça a circunferência do braço para assegurar-se do tamanho do manguito. O braço do paciente deve estar livre de roupas (certifique-se de que a manga da camisa não esteja comprimindo o braço).

7. Selecione o tamanho ideal da bolsa inflável a ser utilizada. A largura da bolsa de borracha do manguito deve corresponder a 40% da circunfe-

rência do braço, e o seu comprimento deve envolver pelo menos 80% do braço. Assim, a largura do manguito a ser utilizado estará na dependência da circunferência do braço do paciente (Tabela I).

A Tabela I apresenta os diferentes tamanhos de manguito, de acordo com a circunferência do braço.

Tabela I. Dimensões recomendadas da bolsa inflável do manguito ("American Heart Association").

Circunferência do braço (cm)	Denominação do manguito	Largura da bolsa (cm)	Comprimento da bolsa (cm)
5-7,5	Recém-nascido	3	5
7,5-13	Lactente	5	8
13-20	Criança	8	13
17-24	Adulto magro	11	17
24-32	Adulto	13	24
32-42	Adulto obeso	17	32
42-50	Coxa	20	42

8. Meça a distância entre o acrômio e o olécrano colocando o manguito no ponto médio.

9. Colocar o manguito firmemente cerca de 2cm a 3cm acima da fossa antecubital, centralizando a bolsa de borracha sobre a artéria braquial.

10. Centralize a bolsa inflável ajustando o meio da bolsa sobre a artéria (para identificar o meio da bolsa inflável basta dobrá-la ao meio e colocar esta marcação sobre a artéria palpada).

11. Posicionar os olhos no mesmo nível da coluna de mercúrio ou do mostrador do manômetro aneróide.

12. Com a mão "não-dominante" palpe a artéria radial e, simultaneamente, com a mão dominante feche a saída de ar (válvula da pêra do esfigmomanômetro), inflando rapidamente a bolsa até 70mmHg e gradualmente aumente a pressão aplicada até que perceba o desaparecimento do pulso (quando então a circulação sangüínea é interrompida temporariamente), inflando 10mmHg acima deste nível.

13. Proceder a deflação lentamente, identificando pelo método palpatório a pressão arterial sistólica. Essa avaliação inicial do nível da pressão arterial sistólica melhora a precisão do resultado que será obtido posteriormente através da ausculta.

14. Desinsuflar rapidamente e aguardar um (1) minuto para inflar novamente o manguito.

15. Solicitar ao paciente que não fale durante o procedimento de medição.

16. Posicione corretamente as olivas do estetoscópio no canal auricular, certificando-se da ausculta adequada na campânula (a posição correta das olivas do estetoscópio é para frente em relação ao diafragma pois permite maior adequação ao conduto auricular, diminuindo a interferência de ruídos ambientais externos).

17. Posicione a campânula do estetoscópio suavemente sobre a artéria braquial, palpada abaixo do manguito na fossa antecubital, evitando compressão excessiva, e simultaneamente com a mão dominante feche a saída de ar (válvula da pêra do esfigmomanômetro), com a mão "não-dominante" palpe a artéria braquial e em seguida novamente com a mão dominante inflar o manguito rapidamente, de 10 em 10mmHg até o valor da pressão arterial sistólica estimada pelo método palpatório (passo 13) e continue inflando até 20 a 30mmHg acima desta pressão.

18. Proceder a deflação, com velocidade constante inicial de 2 a 4mmHg por segundo, evitando congestão venosa e desconforto para o paciente. Ao abrir a válvula, é liberado o ar contido no manguito e inicia-se então o restabelecimento da circulação sangüínea, que produzirá um som determinado pelo sangue fluindo na artéria na face interior do braço, na altura do cotovelo, que será auscultado através da campânula do estetoscópio nessa região posicionado.

19. Determinar a pressão sistólica no momento do aparecimento do primeiro som (fase I de Korotkoff), que se intensifica com o aumento da velocidade de deflação. Este é o som determinado pelo coração bombeando o sangue.

20. Determinar a pressão diastólica no desaparecimento do som (fase V de Korotkoff), exceto em condições especiais. Auscultar cerca de 20 a 30mmHg abaixo do último som para confirmar seu desaparecimento e depois proceder à deflação rápida e completa. Quando os batimentos persistirem até o nível zero, determinar a pressão diastólica no abafamento dos sons (fase IV de Korotkoff), anotar valores da pressão sistólica/diastólica/zero.

21. Registrar os valores das pressões sistólica e diastólica, complementando com a posição do paciente, o tamanho do manguito e o braço em que foi feita a mensuração. Deverá ser registrado sempre o valor da pressão obtido na escala do manômetro, que varia de 2mmHg em 2mmHg, evitando-se arredondamentos e valores de pressão terminados em zero ou "5".

22. Esperar 1 a 2 minutos antes de realizar novas medidas. Se levantarmos o braço do paciente (para estimular o retorno venoso), evitaremos falsos níveis elevados de pressão arterial, comumente encontrados com mensurações repetidas em intervalos curtos de tempo.

23. Retire o aparelho do membro do cliente deixando-o confortável.

24. O paciente deve ser informado sobre os valores obtidos da pressão arterial e a possível necessidade de acompanhamento.

OBSERVAÇÕES:

a) Na medida da pressão arterial na posição ereta, o braço deve ser mantido na altura do coração, com apoio. Na presença de fibrilação atrial, pela dificuldade de determinação da pressão arterial, deverão ser considerados os valores aproximados. Nos indivíduos idosos, portadores de disautonomia, alcoólatras e/ou em uso de medicação anti-hipertensiva, a pressão arterial deve ser medida também na posição ortostática.

b) Em cada consulta, deverão ser realizadas no mínimo duas medidas, com intervalo de 1 a 2 minutos entre elas; caso as pressões diastólicas obtidas apresentem diferenças superiores a 5mmHg, sugere-se que sejam realizadas novas aferições, até que seja obtida medida com diferença inferior a esse valor. De acordo com a situação clínica presente, recomenda-se que as medidas sejam repetidas em pelo menos duas ou mais visitas. As medições na primeira avaliação devem ser obtidas em ambos os membros superiores. As posições recomendadas na rotina para a medida da pressão arterial são sentada e/ou deitada.

c) Orientações quanto às condições ideais do observador:

- O observador deve coordenar habilidades visuais, manuais e auditivas.
- Posicionar o manômetro de modo que o menisco da coluna de mercúrio ou a agulha do manômetro aneróide não estejam inclinados em relação aos seus olhos.
- Estar atento para os sons de Korotkoff e saber diferenciá-los de ruídos externos.
- Calcular a circunferência do membro e utilizar o manguito de tamanho correto.

d) Para a medida da pressão arterial na coxa, o procedimento é o seguinte:

- Utilizar manguito de tamanho adequado, colocado no terço inferior da coxa.
- Colocar o paciente em decúbito ventral.
- Realizar a ausculta na artéria poplítea.

e) Situações Especiais de Medida da Pressão Arterial

Crianças

A determinação da pressão arterial em crianças é recomendada como parte integrante de sua avaliação clínica. À semelhança dos critérios já descritos para adultos:

1) A largura da bolsa de borracha do manguito deve corresponder a 40% da circunferência do braço.
2) O comprimento da bolsa do manguito deve envolver 80% a 100% da circunferência do braço.
3) A pressão diastólica deve ser determinada na fase V de Korotkoff.

Idosos

Na medida da pressão arterial do idoso existem dois aspectos importantes:

1) Maior freqüência de hiato auscultatório, que subestima a verdadeira pressão sistólica.
2) Pseudo-hipertensão, caracterizada por nível de pressão arterial falsamente elevado em decorrência do enrijecimento da parede da artéria. Pode ser detectada por meio da manobra de Osler, que consiste na inflação do manguito até o desaparecimento do pulso radial. Se a artéria continuar palpável após esse procedimento, o paciente é considerado Osler positivo.

Gestantes

Devido às alterações na medida da pressão arterial em diferentes posições, atualmente recomenda-se que a medida da pressão arterial em gestantes seja feita na posição sentada. A determinação da pressão diastólica deverá ser considerada na fase V de Korotkoff. Eventualmente, quando os batimentos arteriais permanecerem audíveis até o nível zero, deve-se utilizar a fase IV para registro da pressão arterial diastólica.

Obesos

Em pacientes obesos, deve-se utilizar manguito de tamanho adequado à circunferência do braço (Tabela I). Na ausência deste, pode-se:

- corrigir a leitura obtida com manguito padrão (13cm x 24cm), de acordo com tabelas próprias;
- usar fita de correção aplicada no manguito; e
- colocar o manguito no antebraço e auscultar a artéria radial, sendo esta a forma menos recomendada.

f) Vieses ou erros atribuídos ao observador:
- Falta de concentração mental.
- Diminuição da acuidade auditiva.
- Interpretação incorreta dos sons de Korotkoff.
- Preferência por dígitos terminais "zero" ou "cinco".
- Posicionamento incorreto das olivas no pavilhão auricular.

g) Vieses ou erros atribuídos aos instrumentos:
- Tubos muito longos.
- Aparelhos descalibrados.

g.1) Calibração dos esfigmomanômetros.
> Com que freqüência os esfigmomanômetros se encontram descalibrados?
- Pesquisa brasileira (SP, RJ, JF) recente mostrou que 61% dos aparelhos aneróides e 21% dos com coluna de mercúrio encontravam-se descalibrados.

> Quando calibrar?
- A cada seis meses.

> Como calibrar um aparelho aneróide?
- Conectar o tubo de borracha do manômetro aneróide a ser testado em uma extremidade do "Y", o tubo de borracha do manômetro de coluna de mercúrio na outra extremidade e a pêra de borracha para inflar o sistema na porção inferior do "Y".
- Inflar o sistema até ultrapassar 250mmHg.
- Abrir lentamente a válvula da pêra de borracha, para redução da pressão.

- Verificar a correspondência de valores entre os dois manômetros de 10 em 10mmHg, nos níveis de 250, 240, 230... 20, 10 e 0mmHg.
- Identificar a magnitude da diferença da correspondência de valores em mmHg em cada um dos níveis.
- Os manômetros aneróides serão considerados descalibrados quando as diferenças forem maiores ou iguais a 4mmHg entre as duas escalas, em qualquer um dos pontos avaliados. Consideram-se diferenças aceitáveis até 3mmHg que corresponde a 1% da escala do manômetro. Os aparelhos devem ser testados pelo menos a cada seis meses.
- O INMETRO, através da Portaria n° 24 e n° 79, de 22 de julho de 1997, autorizou a verificação inicial dos esfigmomanômetros aplicando-se os seguintes erros máximos:

  ± 0,8 kPa ou ± 6mmHg, para pressão crescente;

  ± 0,5 kPa ou ± 4mmHg, para pressão decrescente.

➤ Como avaliar o manguito, os tubos, as pêras e as válvulas?

- A integridade da bolsa, das pêras e das extensões de borracha, pesquisando-se a presença de furos e envelhecimento da borracha.
- A presença de vazamento nas conexões das extensões de borracha.
- A presença de vazamento na válvula de fechamento e de exaustão. Para avaliar esse item, adaptar o manguito em um tubo cilíndrico rígido, inflar o sistema, fechar a válvula, desconectar a pêra, colocar a ponta da válvula em um recipiente com água e verificar a formação de bolhas. Caso haja formação de bolhas, a válvula deve ser substituída.

A Sociedade Brasileira de Cardiologia resume o procedimento da medida da pressão arterial conforme exposto no quadro abaixo[1]:

Procedimento de mensuração da pressão arterial
1. Explicar o procedimento ao paciente, orientar que não fale e deixar que descanse por 5 a 10 minutos em ambiente calmo, com temperatura agradável. Promover relaxamento, para atenuar o efeito do avental branco.
2. Certificar-se de que o paciente não está com a bexiga cheia; não praticou exercícios físicos há 60-90 minutos; não ingeriu bebidas alcoólicas, café, alimentos, ou fumou até 30 minutos antes; e não está com as pernas cruzadas.
3. Utilizar manguito de tamanho adequado ao braço do paciente, cerca de 2 a 3cm acima da fossa antecubital, centralizando a bolsa de borracha sobre a artéria braquial. A largura da bolsa de borracha deve corresponder a 40% da circunferência do braço e o seu comprimento, envolver pelo menos 80% (B).
4. Manter o braço do paciente na altura do coração, livre de roupas, com a palma da mão voltada para cima e cotovelo ligeiramente fletido (B).
5. Posicionar os olhos no mesmo nível da coluna de mercúrio ou do mostrador do manômetro aneróide (D).
6. Palpar o pulso radial e inflar o manguito até seu desaparecimento, para a estimativa do nível da pressão sistólica; desinflar rapidamente e aguardar um minuto antes de inflar novamente (D).
7. Posicionar a campânula do estetoscópio suavemente sobre a artéria braquial, na fossa antecubital, evitando compressão excessiva (D).
8. Inflar rapidamente, de 10 em 10mmHg, até ultrapassar, de 20 a 30mmHg, o nível estimado da pressão sistólica. Proceder a deflação, com velocidade constante inicial de 2 a 4mmHg por segundo. Após identificação do som que determina a pressão sistólica, aumentar a velocidade para 5 a 6mmHg para evitar congestão venosa e desconforto para o paciente (D).
9. Determinar a pressão sistólica no momento do aparecimento do primeiro som (fase I de Korotkoff), seguido de batidas regulares que se intensificam com o aumento da velocidade de deflação. Determinar a pressão diastólica no desaparecimento do som (fase V de Korotkoff). Auscultar cerca de 20 a 30mmHg abaixo do último som para confirmar seu desaparecimento e depois proceder à deflação rápida e completa. Quando os batimentos persistirem até o nível zero, determinar a pressão diastólica no abafamento dos sons (fase IV de Korotkoff), anotar valores da sistólica/diastólica/zero (D).
10. Registrar os valores das pressões sistólica e diastólica, complementando com a posição do paciente, o tamanho do manguito e o braço em que foi feita a medida. Não arredondar os valores de pressão arterial para dígitos terminados em zero ou cinco (B).
11. Esperar 1 a 2 minutos antes de realizar novas medidas.
12. O paciente deve ser informado sobre os valores obtidos da pressão arterial e a possível necessidade de acompanhamento.

Anexo 3

Medicamentos anti-hipertensivos e tempo de ação

Medicamento	Tempo para atingir o estado de equilíbrio (semanas)	Tempo para atingir o efeito máximo (semanas)
Atenolol	1-2	2-3
Bisoprolol	2	3-6
Amlodipina	1-2	4-8
Nifedipina GITS	1-2	4-6
Ramipril	1	2
Perindropril	2	4
Valsartana	2	4
Irbesartana	1-2	4-6
Doxazosina	1-2	4-8

Jackson G, Ferro A. Quando rever os anti-hipertensivos. Medical Update, 2004, n.15, p.28-29